습관은 암도
멈추게 한다

KI신서 12911

습관은 암도 멈추게 한다

1판 1쇄 발행 2024년 7월 24일
1판 3쇄 발행 2024년 11월 7일

지은이 이원경
펴낸이 김영곤
펴낸곳 (주)북이십일 21세기북스

인생명강팀장 윤서진 **인생명강팀** 박강민 유현기 황보주향 심세미 이수진
디자인 studio forb
출판마케팅팀 한충희 남정한 나은경 최명열 한경화
영업팀 변유경 김영남 전연우 강경남 최유성 권채영 김도연 황성진
제작팀 이영민 권경민

출판등록 2000년 5월 6일 제406-2003-061호
주소 (10881) 경기도 파주시 회동길 201(문발동)
대표전화 031-955-2100 **팩스** 031-955-2151 **이메일** book21@book21.co.kr

ⓒ 이원경, 2024

ISBN 979-11-7117-689-2 04510
ISBN 979-11-7117-537-6 (세트)

(주)북이십일 경계를 허무는 콘텐츠 리더

21세기북스 채널에서 도서 정보와 다양한 영상자료, 이벤트를 만나세요!
페이스북 facebook.com/jiinpill21 **포스트** post.naver.com/21c_editors
인스타그램 instagram.com/jiinpill21 **홈페이지** www.book21.com
유튜브 youtube.com/book21pub

서울대 **가**지 않아도 들을 수 있는 **명강**의! 〈서가명강〉
서가명강에서는 〈서가명강〉과 〈인생명강〉을 함께 만날 수 있습니다.
유튜브, 네이버, 팟캐스트에서 '**서가명강**'을 검색해 보세요!

습관은 암도
멈추게 한다

이원경 지음

영상의학 전문의 이원경의
암 예방 솔루션

21세기북스

인류가 극복하지 못한 암,
그러나 희망은 있다

나는 영상의학과 전문의로 특히 유방을 세부 전공했다. 햇수로 8여 년간 3만 명 정도를 대상으로 유방 초음파를 했고 그중 1퍼센트, 그러니까 300명 정도가 유방암으로 진단되었다. 다른 부위를 합치면 훨씬 더 많은 사람의 몸속 이곳저곳을 들여다보고 암세포를 찾았다.

대부분의 병원에서 영상의학과 의사는 환자를 직접 진료하지 않고 CT, MRI, 초음파 검사를 해서 판독을 하고 진단을 내린다. 이 진단에는 조직 검사까지 포함된다. 판독을 해서 암으로 진단됐다면 큰 병원에서 치료를 하도록 권하지만 암이 아닌 경우에는 혹을 제거하는 등의 간단한 수술도 한다.

사실 초음파 검사는 의사 면허증만 있으면 다 할 수 있다. 그러나 의사가 얼마나 많은 경험을 가졌는지, 어떤 세부 전공을 했는지에 따라 결과는 달라질 수 있다. 솔직히 말하면 좋은 의사를 만나는 것도 중요하다는 걸 많이 느낀다. 영상의학과 의사도 전공 과가 있기 때문에 전문 분야에 맞는 의사에게 검사와 판독을 받는 게 아무래도 도움이 된다.

나는 경험이 많이 쌓이다 보니, 예를 들어 유방 초음파를 보면 '아, 이분은 출산을 했었구나', '이분은 수유를 좀 많이 했던 유방이네', '이분은 지금 임신 중이구나' 등을 알 수 있다. 몸속에 혹이 있는지 알 수 있고, 숨어 있는 혹도 찾아내곤 한다. 이렇게 판단할 수 있는 경지에 이르는 데는 수많은 환자가 많은 경험을 선사해주었다. 그 덕분에 많이 배웠다.

사실 어릴 때부터 의사가 되고 싶었던 건 아니다. 미국 유학 중이던 어느 날 고등학교 때 친했던 친구가 백혈병으로 세상을 떠났다는 소식을 들었다. 그 소식을 들은 날 밤 아주 많이 울었다.

당시 졸업을 앞두고 진로를 정할 무렵이었는데, 그 친구 소식을 듣고 메디컬 스쿨, 즉 의학전문대학원에 가고 싶다는 생각이 들었다. 의사가 되는 건 그 친구의 오랜 꿈이었는데 그 꿈을 내가 대신 이뤄주고 싶었다. 백혈병이라는 무서운 병이 대체 어떤 병인지 공부하고 싶었고 각종 병으로 고통받는 사람들을 구하는 데 일조하고 싶었다.

그런데 문제는, 유학생은 성적이 우수하더라도 영주권이나 시민권자가 아니라면 메디컬 스쿨에 들어가기가 하늘의 별따기라는 것이었다. 때마침 한국에 의학전문대학원이 생겼고, 친동생이 거기에 합격을 했다.

"누나도 해볼래? 누나 정도면 바로 붙을 것 같아."

미국 대학을 졸업한 뒤 한국에 들어와서 밤낮으로 공부해서 운 좋게 붙었고 의사로서의 수련이 시작되었다.

의학전문대학원에서 공부하며 4학년이 되었을 때 할아버지가 췌장암으로 돌아가셨다. 알다시피 췌장암은 진단하기 어려운 암인데 CT 검사에서 영상의학과 의사가 췌장 안에 작게 숨어 있던 암을 발견해줬다. 물론 췌장암은 워낙 무서운 암이라 할아버지를 살릴 수는 없었다. 그런데 그때 암을 발견해내는 영상의학과에 관심을 갖게 되었다. 병원 뒤편에서 조용히 검사하고 판독한다는 특성도 내 적성에 잘 맞을 것 같았는데, 실제로 그랬다.

그렇게 영상의학과로 전문의를 따고 인턴으로 일했지만 부족함을 많이 느꼈다. 영상의학과는 공부를 정말 많이 해야 한다. 머리부터 발끝까지 인체를 다 알아야 판독을 할 수 있지 않겠는가. 그런데 이대로 현장에 나가면 환자들한테 폐를 끼칠까 봐 두려웠다.

그런 마음 때문에 대학 병원에 좀 더 남아 세부 전공을 하기로 했다. 특히 유방 쪽은 더 어렵게 느껴졌기 때문에 더 배우고 싶은 갈망이 있었다. 그래서 유방과 함께 뼈와 근육 쪽인 '근골격'에 관한 세부 영상 전공도 같이 했다.

전공의 시절 초음파 검사를 하다가 암을 처음 발견했던 순간을 아직도 기억한다. 놀라고 떨려서 교수님에게 달려갔다. 교수님이 사진을 확인하고는 "잘 봤네. 그러면 (임상의사에게) 조직 검사 권고recommend하라고 넣어서 판독해줘"라고 알려주었다. 그렇게 영상의학과 전문의가 되는 공부를 해나갔다.

그 후 전문의가 되어 암을 발견했을 때는 환자에게는 물론 슬픈 일이지만 의사로서는 희열도 느꼈다. 암을 빨리 발견할 때는 나도 기쁘고, 환자도 그나마 초기에 치료할 수 있으니 암인데도 불구하고 웃으며 돌아가기도 한다. 암이 조금 진행된 경우에도 종양의 형태와 크기를 봤을 때 치료가 가능해 보이면 나도 환자도 안심한다. 그러나 암이 많이 진행되어 어려운 상황이라면 말을 아끼고 그냥 빨리 조직 검사를 해드리겠다고 말할 수밖에 없다.

현대 의학은 큰 발전을 이루었지만 암은 아직 우리 인류가 극복하지 못한 질병이다. 그래서 암은 건강 검진을 통해 조기 진단을 하는 게 중요하다. 그전에 올바른 식습관과 생활 습관을 형성해 예방하는 게 더 근본적인 방법이다. 이것만 해도 암 발병률을 크게 줄일 수 있다. 암은 여전히 두렵지만 분명 희망은 있다.

이런 점을 널리 알리고 싶어 유튜브를 시작했다. 내 영상을 보고 경각심을 가지고 건강 검진을 받았다거나 생활 습관을 고쳐 나가고 있다는 말을 들으면 보람을 느낀다. 암 찾는 의사로서 내 역할을 조금 더 폭넓게 하고 있는 것 같아서 뿌듯하다.

더 많은 사람에게 암의 진단과 예방에 대해 알리고 싶어 책까지 쓰게 되었다. 그동안 내가 임상에서 쌓은 암에 관한 경험과 지식을 모두 이 책에 담았다. 각종 암에 대해 기본 지식을 비롯해 어떻게 예방할지, 검진은 어떻게 받아야 할지 실용적인 정보를 나누고자 한다. 이 책을 보고 암에 대해 더 잘 알고, 조금 더 건강한 방향으로 나아가는 데 도움이 되었으면 하는 바람이다.

| 차례 |

Part 2

무엇을 먹는지가
암의 유무를 결정한다

Part 3 ── **여성의 몸, 제대로 알아야
암을 예방할 수 있다**

Part 4 ── **암 걸리지 않는 습관
만들기**

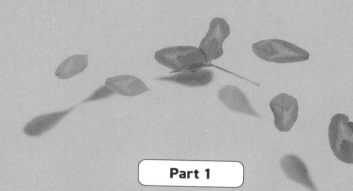

Part 1

소리 없는 살인자,
암을 피하는 법

Chapter 1

암은 느리게
꾸준히 다가온다

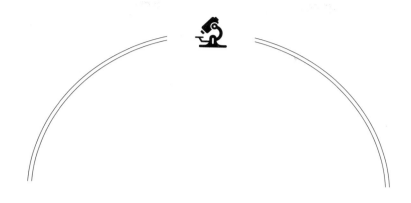

암은 유전일까?

암은 현대인들과 떼놓을 수 없는 악연이다. 암 환자는 2019년 기준 25만 명이 넘어섰을 정도로 엄청나게 늘고 있다. 그런 만큼 암에 대한 관심도 크다.

암에 걸린 사람 중에는 이렇게 생각하는 사람이 많다.

'나는 그동안 건강하게 살았는데 왜 암에 걸렸지?'

그 답을 가족력에서 찾기도 한다. 예를 들어 엄마가 유방암이면 딸인 나도 유방암에 걸릴 거라고 생각하는 것이다.

그런데 WHO(세계보건기구)의 발표에 따르면 암에 걸리는 가장 큰 원인은 노화다. 나이는 전 세계적으로 통용되는 암의 원인이다. 80세까지 산다면 30퍼센트 넘는 확률로 암에 걸린다. 주변에 거의 3명에 1명꼴로 암에 걸리는 것이다.

기계도 시간이 지나면 고장나기 시작하듯이 우리 인체도 나이를 먹을수록 고장이 나고 암세포가 태어난다. 우리가 거스를 수 없는 운명이다. 사람으로 태어난 이상 역행할 수는 없지 않겠는가. 노화로 인한 암 발병은 사람 힘으로 어찌할 수 없는 일이므로 차치하기로 하자.

아직 젊고 건강한데 갑자기 암에 걸린 경우는 쉬운 말로 운이 나쁜 것이다. 이유 없이 내 몸에 유전자 돌연변이가 태어나서 암에 걸린 것이다. 그런 사람에게 나는 "이번엔 운이 없었을 뿐 앞으로는 좋은 일만 있을 거예요"라고 말하곤 한다. 운도 사람 힘으로 어찌할 수 없는 영역이다.

이렇게 우리 힘으로 바꿀 수 없는 이유를 제외하면, 암의 원인은 식습관과 생활 습관이라는 환경적 요인이 60퍼센트다. 만성 염증이 10~20퍼센트이고 유전은 5퍼센트가 채 안된다. 그러므로 암은 유전과 크게 상관이 없다고 봐야 한다.

그런데도 유전 때문이라고 생각하는 사람이 많다. 이것은 사회적 편견이 아닐까 싶다. 암에 걸리면 무조건 죽는다는 인식이 오랫동안 박혔기 때문에 암에 걸리는 게 아주 공포스럽다. 그런데 집안에 암에 걸린 사람이 한둘은 있기 때문에 그게 가족력으로 나에게 영향을 미칠 거라는 두려움이 생긴 것 같다. 그러면서 '암은 유전'이라는 말도 생겨났다.

유전력과 가족력이라는 말을 혼동하는 사람이 있어서 먼저 설명하겠다. 유전이라는 건 말 그대로 암 유전자를 내가 지니고 태어나는 것이다. 그 유전자의 스위치가 어느 순간 켜져서 암세포가 태어난다.

가족력은 유전력과는 다르다. 가족력은 가족이 함께 생활하면서 생활 습관과 식습관을 공유하다 보니 비슷한 질병에 걸리는 것이다. 가족력 자체는 사실 비과학적인 말이다. 내부모가 암이라고 해서 나도 암에 걸린다고 볼 수 없고, 내가 암에 걸렸다고 내 자녀에게 암을 물려주게 되는 것도 아니다.

암의 유전력

물론 유전력이 있는 경우도 있다. 안젤리나 졸리가 유방암 유전자를 가지고 있어 절제술을 했다는 얘기를 들어

봤을 것이다. 그건 '유전성 유방 난소암 증후군'이라고 해서 BRCA1과 BRCA2라는 돌연변이 유전자를 갖고 있는 경우다. 이 유전자를 가진 사람은 유방암에 걸릴 확률이 80퍼센트, 난소암에 걸릴 확률은 50퍼센트다. 남자의 경우에는 췌장암, 전립선암 등에 걸릴 수 있다.

또한 '린치 증후군'이라는 유전성 암 증후군이 있는데, 린치 증후군이 있는 사람은 대장암, 자궁내막암에 걸릴 확률이 높다. 그리고 '가족성 용종증 증후군'을 가진 사람은 대장 안에 용종이 자갈밭처럼 많은데, 그런 사람도 대장암에 걸릴 확률이 높다. 이런 증후군은 특정 유전자가 원인으로, 유전자 검사로 알 수 있다.

이와 같은 경우를 유전력이 있다고 말한다. 내 가족 중에 이런 증후군을 가진 사람이 발견됐다면 그중 50퍼센트 정도는 자식에게 전달된다.

하지만 유전적 요인은 아주 드물다. 우리 병원에 내원하는 환자들 중에도 유방암 가족력이 있다고 하는 사람에게는 BRCA 유전자가 있느냐고 묻는데 그런 사람은 거의 없다. 유전력과 가족력을 구분하지 않고, 가족력이 있다고 해서 유전자 검사를 하는 사람이 있는데 그럴 필요가 전혀 없다. 유전 때문에 암에 걸릴 거라고 두려워할 필요도 없다.

그런데 만약 정말 암을 유발하는 유전자를 가지고 있으면 어떡할까? 그래도 절망할 필요는 없다. 암 유전자가 있어도 요즘에는 의학이 발달하면서 표적 치료제가 많이 나오고 있다. 그래서 내가 가진 유전자 때문에 내 자식이 암에 걸리더라도 나을 수 있는 희망의 길이 열려 있다.

암은 빨리 발견하는 게 살길이다

만약 암에 걸렸다고 하면 '나는 죽는구나'라는 생각이 먼저 들 것이다. 하늘이 무너지는 것 같은 느낌을 받을 것이다.

내가 10대일 때 친구의 어머니가 유방암 진단을 받았는데 뇌까지 전이되어 결국 돌아가셨다. 가까운 사람 중에 암으로 세상을 뜨는 걸 처음 보고 적지 않은 충격을 받았다. 췌장암으로 돌아가신 내 할아버지의 경우에도 몇 달 전까지만 해도 굉장히 정정했는데, 암을 선고받고 불과 3개월 만에 돌아가셨다. 암이 정말 무섭다는 걸 그때 실감했다.

그런데 두 사람 다 암을 늦게 발견했다는 공통점이 있었다. 암은 늦게 발견하면 사형 선고나 마찬가지로 무서운 것이지만, 빨리 발견하면 희망이 있다. 더군다나 현대에는 의학이 발달해서 초기에 발견할수록 암도 당뇨나 고혈압 같은 만성 질환처럼 잘 관리하면 얼마든지 이겨낼 수 있다.

암은 굉장히 교활해서 숙주인 인간에게 들키지 않도록 조용히 자란다. 그래서 초기에는 증상을 일으키지 않고 나중에 암세포가 주체할 수 없을 정도로 커졌을 때 어쩔 수 없이 증상이 나타난다. 이때도 암 자체의 증상이 아니라 암세포가 주변 장기를 차지해서 그 장기에 문제가 생겼기 때문에 증상이 나타나는 것이다.

거의 모든 암을 통틀어 약간 진행됐을 때 나타나는 증상은 체중이 떨어진다는 것이다. 왜냐하면 우리가 먹는 음식의 영양분이 족족 암세포로 가기 때문이다. 암세포가 자기 몸집을 불리는 데 영양분을 사용한다. 예를 들어 암세포는 당을 아주 좋아한다. 우리가 먹는 음식에는 당 성분이 많기 때문에 그것을 먹으면 내 몸으로 갈 영양분이 암세포를 키우는 데 가게 된다. 그래서 살이 많이 빠지는 증상이 나타난다.

또 다른 증상은 피로다. 이상하게 요즘 너무 피곤하다면 내가 병에 걸리지 않았는지 의심해볼 필요가 있다. 그 외에 그냥 통증도 중요한 증상이다. 예를 들어 복부 쪽에 암세포가 생기고 커지면 복부 안의 신경이나 혈관을 눌러서 기분 나쁜 통증이 발생할 수 있다.

이러한 증상은 비특이적이며 암세포가 많이 커졌을 때 나타나기 때문에 이런 증상이 생겼을 때는 이미 병이 많이 진행되었을 수도 있다. 그래서 증상조차 없을 때, 평소에 건강하다고 느낄 때 검사를 받아보는 게 정말 중요하다. 무슨 암에 걸리면 어떤 증상이 나타나는지 찾아보는 경우가 많은데, 그런 증상이 나타났을 때는 이미 늦었을 수 있다.

암을 초기에 발견하려면 의학의 힘을 빌려야 하고 그래서 건강 검진이 굉장히 중요하다. '건강한데 왜 내가 검사를 받아야 해?'라는 생각을 바꿔야 한다. 가랑비 옷 젖듯이 스스로 병드는 것을 잘 모를 수 있다. 나는 굉장히 즐겁게 잘 생활하고 있지만 나도 모르게 암세포가 자라고 있을 수 있다.

그렇다고 과도하게 걱정할 필요는 없지만, 건강할수록 건강 검진을 받아야 한다. 내 체력이 받쳐줄 때 아직 작은 암세포를 발견해서 치료하면 문제가 쉽게 풀리기 때문이다.

담배꽁초의 작은 불씨 하나는 탁 떨어졌을 때 밟으면 바로 꺼지지 않는가. 나는 그 정도를 암 0기라고 생각한다. 그런데 그걸 가만히 내버려두면 불씨가 점점 커져서 방 하나를 다 태우고 집을 다 태우고 아파트 전체를 태울 수도 있다. 기하급수적으로 피해가 늘어난다. 그러니까 암을 불씨라고 생각하고 작은 불씨일 때 빨리 잡고, 그전에 불씨 자체가 안 생기게 예방을 해야 한다.

결국 암은 빨리 발견하는 것만이 살길이다. 나도 암에 안 걸리는 게 목표가 아니라 0기 이전에 발견하는 것을 목표로 살고 있다. 과거에 암이 걸렸던 적이 있는 사람도 0기나 1기에 발견되면 여생 동안 전이나 재발이 발생하는 경우는 거의 보지 못했다.

암은 이렇게 재발한다

암과의 싸움이 힘든 이유는 현대 의학으로 볼 수 없는 숨은 암세포가 있기 때문이다. CT나 초음파로도 안 보이는 작은 암세포를 '미세암'이라고 한다. 수술과 치료를 하면 대부분의 암세포는 죽지만, 미세암이 몸속 어딘가에 숨어 있을 수 있다. 그게 재발 또는 전이로 나타나게 된다.

암세포가 10억 개 정도 있으면 콩알 정도 사이즈라고 말하며, 이 정도부터 보통 CT나 초음파에서 보인다. 엄청나게 많은 암세포가 쌓였는데도 콩알 크기라니, 미세암이라면 얼마나 작겠는가. 그러니까 5년을 생존했다 하더라도 미세암은 방심하면 안 된다.

때로는 방사선이나 항암 치료를 거치면서 암세포가 동면하듯 동면 상태에 빠지기도 한다. 그러다 치료가 끝나고 환자도 식단 관리에 해이해질 무렵, 암이 좋아하는 환경이 조성되면 암세포가 다시 깨어날 준비를 한다. 암세포가 전이 또는 재발을 하려면 정상 세포를 잠식해야 한다. 그러려면 암세포가 혈관으로 들어가야 한다. 따라서 암세포는 '신생 혈관'이라는 새로운 혈관을 만들어내서 그걸 발판 삼아 다시 피어난다. 그래서 암에 걸리고 치료 경과가 좋아도 방심할 수가 없다. 완치되는 경우가 많고 5년 생존율이 굉장히 많이 올라가긴 했지만, 여전히 치료가 어려운 경우도 있다.

재발과 전이가 잘되는 것으로 알려진 암에는 혈액암이 있다. 혈액암은 말 그대로 암세포가 피를 타고 다니면서 발생하는 암이기 때문에 재발과 전이가 상대적으로 더 잘 발생한다. 고형 장기 암 중에서는 폐암과 유방암 그리고 대장암이 재발과 전이 가능성이 큰 편이다.

또한 처음 암 진단 시 암세포가 2~3cm 이상으로 크다면 재발과 전이 확률이 올라간다. 암세포의 분화도도 재발과 전이에 영향을 끼친다. 분화란 '완성된 상태'를 말한다. 암세포가 분화된 상태에서 발견됐다면 재발과 전이 확률이 떨어지는 반면, 분화가 덜 되어 있을수록 앞으로 어떻게 될지 모르는 암세포다. 그러니까 분화가 덜 된 암일수록 재발과 전이율이 올라가는 것이다.

암세포의 증식과 성장 속도는 세포 하나하나가 다 다르기 때문에 같은 암이라도 다른 양상을 띨 수 있다.

암 생존율이 높아졌다고 해도 두려운 암이 바로 췌장암이다. 췌장암은 생존율이 15.2퍼센트밖에 안 돼서 암 중에서도 생존율이 가장 낮다고 할 수 있다. 반면 유방암 같은 경우에는 생존률이 98퍼센트에 달한다. 위암도 78퍼센트, 대장암도 74퍼센트 정도로 생존율이 높다.

간암의 경우에는 38.7퍼센트 정도로 생존율이 높지는 않다. 간암도 전이와 재발이 잘되는 암으로 알려져 있으며 치료가 까다롭다. 그래서 5년 동안 암이 전이되거나 재발하지 않았더라도 미세암이 언제 어디서 도사리고 있을지 모르기 때문에 꾸준히 관리해야 한다.

5년 동안 전이나 재발이 일어나지 않았다면 그래도 안전하다고 생각할 수 있다. 최소 2년 동안 재발과 전이가 없어야 완치에 훌쩍 다가갈 수 있다고 본다.

한 번 암에 걸렸던 사람은 전이나 재발에 대한 걱정을 달고 살게 된다. 다 나은 줄 알고 일상으로 돌아가 열심히 살고, 의사가 시키는 대로 잘했는데도 재발하는 경우 굉장히 낙담하고 절망할 수 있다. '내가 무슨 죄를 지었기에'라고 자책하는 환자를 보면 참 안타깝다. 그건 절대 본인 탓이 아니라고 말해주고 싶다. 자책이나 스트레스는 날려버리고 다시 치료하면서 할 수 있는 일을 해야 한다.

암을 예방하는 세 가지 방법

이제 암은 유전이 전부가 아니라는 걸 알고 한시름 놓았을 것이다. 그런데 여기서 끝이 아니라 이제부터 시작이다. 유전이 아니라면 암의 발병은 많은 부분 내 손에 달려 있다. 그러니까 내 운명은 내가 만든다고 생각해야 한다.

유전과 같이 내가 어떻게 할 수 없는 상황에 대해 원망하거나 걱정할 시간에 몸에 좋은 행동을 하는 게 훨씬 낫다. 내가 컨트롤할 수 없는 것에는 미련을 버리고 내가 컨트롤할 수 있는 부분에 집중하길 바란다.

암에 유전의 영향이 크게 없다는 말은 암을 예방할 수 있다는 뜻이 된다. 그럼 어떻게 예방할 수 있을까? 그 답은 세 가지다. 올바른 식습관과 생활 습관 그리고 건강 검진이다.

건강 검진만 잘해도 조기에 암을 발견해서 충분히 극복할 수 있다. 그런데 건강 검진만 한다고 해서 능사는 아니다. 초석이 잘 깔려 있어야 그 위에 집을 튼튼하게 짓는 것처럼 기본적으로 내 몸을 잘 돌봐야 한다. 몸에 좋은 것을 잘 먹어야 하며, 혈당 관리를 잘해야 만성 염증을 줄일 수 있다. 잠을 잘 자는 것도 중요하다. 잠을 잘 자야 내 몸의 모든 세포가 건강하게 일할 준비를 할 수 있고 면역세포들이 일을 잘할 수 있다. 규칙적인 운동과 함께 기본적인 생활 습관을 건강하게 가꾸는 것도 필요하다. 암은 결국 내가 먹는 것과 내 몸에 행하는 모든 것에서 비롯된다.

암에 걸렸다가 치료를 끝내고 감옥에서 풀려난 느낌이라면서 그동안 못 먹었던 음식을 마음껏 먹는 사람도 있는데,

그렇게 하면 암세포가 좋아하는 환경을 다시 만들어주는 셈이다. 그렇다고 완전히 금지하라고 말하지는 않겠지만 먹고 싶은 게 있더라도 절반만 먹고 참으라고 말한다.

운동도 중요하다. 운동을 해야 내 몸이 건강한 면역력을 갖출 수 있기 때문이다. 전쟁에 나가기 전에 아무리 중무장을 해도 총 하나 들 수 없으면 어떻게 이기겠는가. 운동을 해서 기초 체력을 만들어야 내 몸이 암과 싸울 수 있다.

하나 더 주의할 점은 스트레스다. 암 환자들을 만나보면 스트레스 때문에 삶의 질이 많이 떨어진 경우가 많다. 병이 낫지 않을까 봐, 재발하거나 전이되었을까 봐 불안이 높다. 또 뭘 하나 먹어도 몸에 안 좋을까 봐 전전긍긍하면서 스트레스를 받는다.

그런데 스트레스를 많이 받으면 스트레스 호르몬 지수가 확 올라가고, 그러면 면역세포의 기능이 떨어진다. 이로 인해 암세포가 다시 우세해지는 환경이 될 수 있다. 그래서 과도한 스트레스는 금물이다.

스트레스를 안 받는다는 건 어려운 일이긴 하지만, 사실 마음 먹기에 달려 있다. 명상도 좋고 앞서 말한 운동도 좋다. 스트레스를 푸는 자기만의 방법을 찾아보길 바란다.

혹시 재발이나 전이가 됐다고 하더라도 그게 내 잘못은 아니다. 그 암세포가 가진 고유의 특징 때문에 그럴 가능성이 크다. 다만 피해를 줄이려면 역시 빨리 발견하는 게 가장 좋다. 그리고 재발과 전이를 막는 방법은 결국 암이 발생하는 것 자체를 막는 방법과 같다. 암이 싫어하는 환경을 내 몸에 조성해줘야 한다. 암이 싫어하는 음식들로 잘 먹고 운동을 해서 내 몸을 철옹성같이 튼튼하게 만들자. 과도한 스트레스를 받지 않도록 마인드컨트롤을 하자. 더불어 동반해야 할 것이 건강 검진이다. 하루하루 내가 세 가지를 잘 지키고 있는지 돌아보며 즐겁게 생활하길 바란다.

Chapter 2

한국인의 국민 질병,
위암

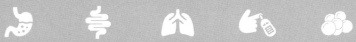

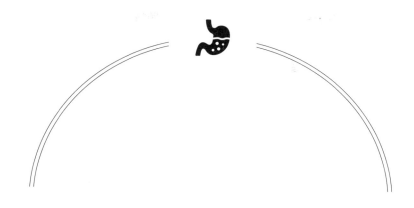

우리나라 사람들이 위암에 많이 걸리는 이유

속이 쓰린 경험이 누구나 있을 것이다. 보통은 위산이 역류하는 게 원인이다. 우리가 음식물을 먹으면 위에서 1차로 소화를 시킨다. 위에서 음식물을 소화하려면 얼마나 센 소화 효소가 필요하겠는가. 그래서 위산이라는 엄청난 산성 물질을 가진 소화 효소가 분비된다.

그런데 만약에 우리가 야식을 먹는다든지 뭘 먹고 바로 잠들어버리면 소화 효소가 식도를 거슬러서 올라올 수 있다. 그게 반복되다 보면 위 점막이 점점 상한다. 그게 쓰린 느낌으로 나타나게 된다. 혹은 식도에서 뭔가 덩어리가 느껴지는 느낌, 걸리는 느낌이 나타날 수도 있다. 이게 급성일 경우에는 그래도 괜찮은데 방치하고 그냥 넛 놓고 있다가는 위암으로 갈 수 있다.

우리나라가 예전에는 위암 발병률이 전 세계 1위였는데 최근에는 그나마 4위로 떨어졌다. 나트륨 섭취량도 많이 감소했다. 경제협력개발기구OECD 평균 나트륨 섭취가 2,000mg인데, 그보다 조금 높은 3,000mg대다.

헬리코박터 파일로리균은 유명한 위암의 위험인자다. 이 세균 자체가 우리 위 점막에 파고들어서 증식한다. 위벽에서 사는 이 균이 정상 세포를 죽인다. 헬리코박터균 때문에 위벽의 환경이 안 좋아지고, 만성적으로 헬리코박터균에 노출되다 보면 위암까지 갈 수 있다. 만성적으로 우리 위 점막에 자극을 주면 자연스럽게 부정적인 세포 변이가 생긴다. 위염에서 시작해서 위궤양이 되고 만성적으로 가다 보면 결국 위암이 되는 것이다.

이 균이 우리나라 사람들에게 특징적으로 많았던 이유는 같이 먹는 식사 문화로 인해 감염이 많이 됐기 때문이다. 반찬을 공유하면서 침이 섞이는 게 원인이다. 회식 문화도 한몫했다. 술잔을 돌리면서 헬리코박터 파일로리균도 공유가 됐다. 아기에게 밥을 먹일 때 어른들이 숟가락을 먼저 자기 입에 넣는 등의 행동으로 침이 섞이는 것도 한 원인이다. 이제 인식이 많이 개선되어서 헬리코박터 파일로리균의 감염률도 많이 떨어졌다.

의사들이 경고하는 위암 위험 신호

배가 아프다든지, 조금만 먹었는데도 배가 금방 부른다든지, 식사 후 구토감이나 속이 안 좋은 느낌이 든다면 위암을 의심해봐야 한다. 그런데 이런 증상이 나타나면 이미 늦었을 수도 있다.

위는 바로 식도와 이어지는 부분, 먹자마자 음식이 바로 들어가서 만나는 공간에 있다. 그런데 암 덩어리가 커져서 위를 막았기 때문에 이런 증상이 나타나는 것일 수 있다. 이렇게 되면 뭘 먹어도 소화가 잘되지 않고 헛구역질이 나며 살이 쪽쪽 빠질 수도 있다.

위암은 조기 위암과 진행성 위암으로 나눌 수 있다. 조기 위암은 80퍼센트가 무증상이고 20퍼센트 정도의 환자가 속 쓰림 정도를 경험한다. 진행성 위암의 경우에는 체중 감소나 소화 불량, 복통 등을 호소하는 경우가 많다. 그 외에 암세포에서 출혈이 있을 경우에는 흑변, 즉 검은색 변을 볼 수 있다. 속이 쓰린다든지 속이 타는 듯한 느낌을 받을 수도 있다. 물론 한 10년간 이런 증상이 있었지만 건강에 이상이 없다면 체질일 수 있다. 하지만 최근 몇 달 사이에 갑자기 이런 증상이 나타났다면 위험한 신호일 수 있다.

위암이 무서운 이유는 증상이 거의 없는데 발병률이 높고, 암이 진행되면 치료가 어렵기 때문이다. 암이 어느 정도 커질 때까지 증상이 없다가 임계치를 넘어서면 그제야 증상이 나타나기 시작하는데, 그때는 이미 늦다. 증상도 암세포가 커져서 주변 장기를 눌러 나타나는 경우가 많고, 위 자체에 생기는 암세포는 증상이 없을 수밖에 없다. 왜냐하면 위는 너무 잘 늘어나서 우리가 자각하기 힘들기 때문이다.

위 주변에는 굉장히 중요한 기관이 많다. 간과 췌장은 물론이고 대동맥 등 여러 가지 혈관이 주변에 붙어 있기 때문에 암이 조금만 진행이 되어도 수술이 어려워질 수 있다. 하지만 그전에 발견하면 얼마든지 극복이 가능한 암이기도 하다.

위암을 불러오는 음식

위암의 제일 큰 원인은 사실 술과 담배다. 이건 굳이 설명하지 않아도 지겹도록 들었을 텐데, 술과 담배는 발암 물질이므로 위암뿐 아니라 모든 암과 건강에 좋지 않다.

일단 술을 마시면 알코올 자체가 위벽으로 흡수된다. 알코올이 고농도로 자주 흡수되다 보면 위벽 세포가 파괴되면서 위염과 위궤양으로 이어진다. 알코올이 위 점막을 헐게 만든다고 생각하면 된다. 점막은 위 세포들을 보호하는 역할을 하는데 점막에 구멍이 나버리면 위산이 분비될 때마다 위가 타격을 입는 셈이 된다. 위산이 위벽 안에 있는 세포들을 직접적으로 죽이게 되는 것이다.

가공육이나 각종 첨가물이 들어간 음식도 발암 물질이다. 이런 음식을 많이 먹으면 위암 발병에 직격타를 날리는 것이라고 생각해도 된다. 짠 음식도 피해야 한다. 소금기 있는 음식을 먹으면 위 점막에 자극을 준다.

소금으로 가공한 음식이나 햄이나 소시지 같은 가공육에는 질산염이 많다. 질산염을 먹으면 보통 소변으로 75퍼센트 정도 배출되고 나머지는 입안에 들어가서 효소에 의해 아질산염으로 바뀐다. 아질산염은 몸속에 들어가면 각종 물질과 반응하면서 발암 물질을 만들어내고, 이 물질이 위암으로 거의 즉각적으로 연결된다.

찌개는 그야말로 소금 덩어리다. 국물은 웬만하면 먹지 말고 건더기 위주로 먹는 게 좋다. 국물에 물을 좀 타서 염도를 낮추는 것도 방법이다.

우리나라 사람들은 맵고 짠 음식을 좋아하고 많이 먹는 편이다. 위내시경을 받아봤을 때 위염 소견이 있는 사람이 참 많다. 물론 표재성 위염이나 일시적인 위염이 많다는 것은 다행이지만, 다른 나라에 비해서 위암 발병률이 굉장히 높다. 그 이유는 위염을 만성적으로 방치하기 때문이다. 그래서 일시적 표재성 위염이 종종 만성 위축성 위염으로 변한다. 이것은 위 점막 세포들이 위축되면서 정상 세포들이 상실된다는 뜻이다.

정상 폐소들이 상실되면 위의 기능이 저하되고, 그러다가 장상피화생이 된다. 장상피화생은 정상 세포가 소장 세포로 대체되는 것이다. 다시 말해 세포들이 너무 힘들어서 소장 세포로 바뀌어버리는 것이다. 여기까지 가면 위암이 발생할 확률이 10배는 올라간다.

여기서 더 방치하면 위에 선종이 생기기 시작한다. 선종은 위암으로 가기 전 단계라고 보면 된다. 즉 위암으로 갈 수 있는 위험한 용종이기 때문에, 이 단계에서 아무 조치를 취하지 않으면 안 된다.

요컨대 위염에 자주 걸리고 만성적으로 위염을 안고 사는 사람들이 결국에는 장상피화생을 거쳐서 선종도 생기고 위암으로 가게 된다. 이 모든 것에 인과관계가 있는 것이다. 만성 위염은 서서히 시간이 쌓이고 축적되면서 암이 되기 때문에 대수롭지 않게 여겨선 안 된다.

위암을 예방하려면 뭘 먹는 게 좋을까? 위암 환자들이 위 전절제술을 했을 경우에는 위벽 세포가 다 없어지기 때문에 비타민B12가 흡수되지 않고 생산도 안 된다. 그런 사람은 비타민B12를 챙겨 먹어야 한다. 비타민이 많이 들어간 채소 위주의 식단도 필요하다.

예전에는 우유를 마시면 위를 코팅한다고 해서 권고하기도 했다. 그런데 우유도 너무 많이 먹으면 위에 좋지 않다는 게 밝혀졌다. 우유 안에도 단백질이 있기 때문에 그 단백질을 분해하려고 위산이 또 나온다. 그래서 우유도 적정량을 마셔야 한다.

우리 위도 살아 있는 것이라고 생각하자. 상식적으로 생각했을 때 위에 부담이 안 되는 음식을 먹으면 위를 지킬 수 있다.

위를 망치는 최악의 식습관

위암을 예방하려면 식습관을 조절하는 것이 가장 중요하다. 위를 상하게 하는 식습관은 바로 뜨거운 걸 먹는 것이다. 뜨거운 걸 먹으면 직접적으로 위 세포에 상처를 입히게 된다. 실제로 65도 이상의 뜨거운 것을 많이 먹으면 식도 점막과 위 점막에 화상을 입히기 때문에 식도암과 위암의 발병률이 올라갈 수밖에 없다. 그래서 뜨거운 음식은 국제암연구소에 암 발생의 위험인자로 등록되어 있다.

빨리 먹는 것도 피해야 한다. 음식물을 이로 잘게 부숴서 넣어줘야 위 세포들도 편안한 마음으로 음식물을 받아들이게 된다. 그런데 음식물을 충분히 씹지 않은 상태에서 갑자기 위로 막 넘어오니 위 세포들은 준비할 시간이 부족하다. 그래서 그것들을 소화시키기 위해 위산도 많이 나오게 된다.

국에 밥을 말아 먹는 습관도 좋지 않다. 국 자체가 염도가 굉장히 높은데 밥을 말아 먹으면 국물까지 거의 다 먹게 된다. 그래서 찌개류도 마찬가지지만 국은 건더기 위주로 먹는 게 좋다. 국물을 많이 먹으면 그냥 소금물을 들이켜는 것과 마찬가지다.

야식도 피해야 한다. 야식을 먹으면 위산 분비가 촉진되기 때문이다. 야식을 먹고 바로 누우면 위산이 더 많이 나온다. 그 위산이 우리 점막을 자극한다.

우리가 서 있을 때는 위와 식도가 수직으로 돼 있다. 그래서 중력에 의해 음식물이 편하게 내려갈 수 있다. 그런데 우리가 누워버리면 위와 식도가 수평이 되기 때문에 위에 있던 음식물이 잘못하면 식도를 거슬러 올라간다.

우리 몸은 항상성이 있어서 식도가 계속 움직이면서 음식물을 아래로 보내려고 한다. 그런데 그것을 도와주지는 못할망정 누워버리면 식도가 열심히 운동하는 데 방해가 된다. 그러면 위산이 역류할 수 있다. 내가 자면 위도 쉽게 해줘야 하지 않을까? 그런데 먹고 바로 자면 나는 자지만 내 위는 자고 싶어도 일을 해야 한다. 위도 좀 쉽게 해주자.

늦은 밤에 뭘 먹고 자면 아침에 일어났을 때 속이 더부룩한 걸 느껴본 적이 있을 것이다. 내가 자는 동안 위는 일하면서 가스도 나오고 위산도 분비됐기 때문에 속이 더부룩한 것이다.

위내시경만 잘해도 걱정 없다

위암은 발병 위치와 기수에 따라 치료 방법이 다르다. 위암을 조기에 발견하면 내시경을 통한 시술로 폴립(용종)을 제거하는 것으로 끝날 수 있다. 위암이 식도와 좀 떨어져 있고 수술하기 용이한 위치라면 위 부분 절제술 등의 최소한의 수술로 치료할 수 있고 생존율도 높다.

그런데 위암이 너무 커지면 위를 살릴 수 없다. 그럴 경우에는 위를 전절제술로 다 잘라내고 소장과 식도를 접합하여 붙이는 큰 수술을 해야 한다. 일단 전이가 되면 뭐든지 어렵다고 생각하면 된다. 그래서 역시 중요한 것은 빨리 발견하는 것이다. 암세포가 위에 한정돼 있을 때 발견하면 제일 좋다. 위내시경은 비싸지도 않고 그리 힘들지 않기 때문이다.

젊은 사람이 위암에 걸리는 경우도 꽤 있다. 그런데 젊은 사람일수록 사망률이 높다. 왜냐하면 젊을수록 세포 분열이 빨라서 암세포도 빨리 증식하기 때문이다. 그래서 젊은 사람들은 위암을 진단받았을 때 위벽 세포에 위암이 쫙 깔린 형태의 위암으로 발견되는 경우가 많다. 이런 경우를 반지세포위암signet ring cell carcinoma이라고 한다.

속쓰림 증상은 흔하다면 흔하다고 할 수 있겠지만, 이런 증상이 있다면 꼭 내시경을 받아보기를 권고한다. 우리가 무심코 지나칠 수 있는 흔한 증상이 위암으로 이어질 수도 있다. 만성 위염이 만성 위축성 위염이 됐다가 위궤양이 되고, 결국 위암으로 가는 수순을 밟지 말자. 사소한 증상이라도 그냥 지나치지 말고 내 몸에 관심을 가지자.

다행히 위암은 발견하기 쉽다. 나라에서 시키는 대로 건강 검진만 꼬박꼬박 잘하면 된다. 우리나라에서는 40세 정도부터 2년에 한 번씩 위내시경을 하도록 권고한다. 하지만 개인적으로 30대부터 2년에 한 번 하다가 35세가 넘어가면 1년에 한 번 하는 게 좋다고 본다. 검사 전에 4시간 동안 금식해야 하므로 한 끼만 굶고 가면 바로 검사할 수 있다.

위내시경을 통해 굉장히 많은 사람이 조기에, 증상이 없을 때 위암을 발견한다. 조기일 때는 내시경으로도 암세포를 절제할 수 있기 때문에 비교적 간단하게 치료할 수 있다. 그러므로 위암을 막고 싶다면 위내시경 하나만 기억해도 된다.

위내시경이 아닌 위장관 조영술로 검사하는 사람도 있는데, 이것은 내시경이 많이 보급되지 않았을 때 썼던 방법이기 때문에 굳이 권하지 않는다. 현재로서는 위내시경만 한 방법이 없다. 작년에는 정상이었더라도 1년 뒤에는 또 다를 수 있으니 정기적인 검사를 잊지 말자.

Chapter 3

지독한 냄새가 전조 증상?
대장암의 모든 것

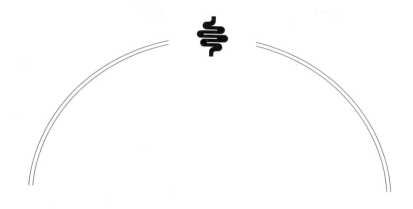

장은 만병의 근원

장은 정신적인 스트레스, 그리고 알레르기 질환과 연관이 있다. 또 장에는 면역 글로불린이라는 면역세포가 많이 분포해 있기 때문에 자가면역질환과도 관련이 있다. 그래서 장에 생기는 문제는 거의 만병의 근원이라고 할 수 있을 정도다.

나는 10대 때부터 과민성대장증후군을 앓아서 어디를 가든 화장실이 중요하다. 공감하는 사람이 많을 텐데, 대장 질환이 우리 삶의 질에 생각보다 크게 영향을 끼친다. 이런 나를 보고 친구들이 "너 그러다가 대장암 걸리는 거 아냐?"라는 말을 해서 예전부터 나는 대장암에 관심이 많았다. 혼자 책을 보고 따로 공부한 적도 있다.

장 속에 살고 있는 미생물들의 균형이 깨지면 설사나 변비, 메스꺼움 등이 나타난다. 과민성대장증후군은 말 그대로 증후군이기 때문에 병은 아니고, 대장암과도 관련이 없다.

다만 염증성 장 질환은 암과 연관이 있다. 염증성 장 질환에는 만성 염증과 궤양성 대장염 그리고 크론병이 있다. 그 외에 유전적으로 대장암이 잘 발생하는 유전성 대장 질환은 따로 있다. 대표적으로 가족성 선종성 용종증Family Adenomatous Polyposis, FAP이라고 해서, 선천적으로 대장에 용종이 많은 사람도 있다.

그러나 전체 대장암 중에서 유전적인 것은 5~10퍼센트 정도밖에 안 된다. 그보다는 식습관과 생활 습관이 더 큰 영향을 준다.

위암과 마찬가지로 대장암으로 가기 전에 대장에 선종성 용종이 생긴다. 대장 점막들이 과도하게 증식하면 용종이 되는데, 그 용종을 구체적으로 선종성 용종이라고 한다. 용종은 처음에는 양성이지만 5~10년을 묵으면 70퍼센트 정도는 암이 된다. 암이 되기 전까지는 증상이 없기 때문에 역시 정기 검진을 통해 조기에 발견하는 게 중요하다.

이럴 때 대장암을 의심하자

대장암의 전조 증상은 없다고 생각하는 게 맞다. 만약 증상이 있다면 최소 2기라고 생각해야 한다. 심지어 2기 이상도 증상이 없는 경우가 굉장히 많다. 왜 이렇게 증상이 없을까? 대장의 구조를 알면 이해할 수 있다.

우리가 이로 부셔서 몸속으로 들어간 음식물은 위에 들어가 분해된 다음 소장을 따라 내려간다. 그러다가 처음 들어가는 대장의 부위가 상행결장이다. 대장이 연동 운동을 하므로 음식물이 먼저 올라갔다가 수평으로 꺾여 횡행결장으로 간다. 그러다가 다시 내려가서 하행결장으로 내려갔다가 에스(S)결장으로 간다. 에스결장은 배꼽 아래쪽에 있다고 보면 된다. 거기서 소화된 음식물 찌꺼기들이 쭉 내려가서 최종적으로 직장으로 간 다음 대변으로 나온다.

직장에서 먼 곳에서 문제가 생길수록 증상이 늦게 나타난다고 생각하면 된다. 반면 직장에 암 덩어리가 생기면 피가

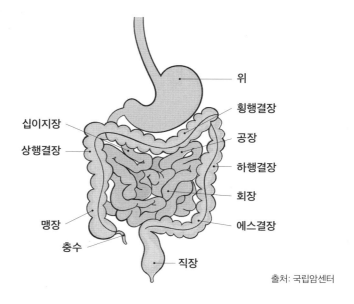

위

횡행결장

공장

하행결장

회장

에스결장

십이지장

상행결장

맹장

충수

직장

출처: 국립암센터

나므로 증상을 비교적 일찍 깨닫게 된다. 암 덩어리는 커지면 커질수록 가운데부터 산소 공급 부족으로 괴사가 잘 일어나며 악성 종양 세포에는 신생혈관이 많이 있기 때문에 출혈 또한 잘 일어난다. 그 피가 오래되면 까매지고, 그게 검은색 변으로 나오거나 빈혈 증상이 나타난다. 그런데 빈혈도 흔한 증상이고 흑변도 술을 많이 마셨거나 했을 때 나올 수 있어 이

것이 대장암 증상이라고 의심하지 못하는 경우도 많다.

횡행결장에는 암이 생길 확률이 낮다. 대장에 암이 많이 생기는 곳이 에스결장 혹은 직장이다. 에스결장에 생기는 암이 결장암이고 직장에 생기는 암이 직장암이다.

결장이나 직장은 항문과 가깝기 때문에, 그쪽에 암이 생기면 직경이 가로막고 있는 탓에 변이 가늘어진다. 배변 습관에 변화가 생겨 후중감, 즉 변을 눴는데도 시원하지 않은 느낌이 많이 생긴다. 또 당연히 암세포니까 피가 난다. 상행결장에 암이 생겼을 경우에는 흑변, 직장암의 경우 새빨간 피가 나온다.

방귀를 많이 뀌면 장이 안 좋을까?

평소 변비에 자주 걸리거나 설사를 하는 사람은 많다. 예를 들어 어릴 때부터 변비였다면 괜찮다. 또 대변을 3~4일에 한 번씩 보는 배변 습관을 10년 넘게 가지고 있다면 내 생체 주기가 그런 특성을 가진 것일 수 있다. 그런데 변비나 설사가 갑자기 생겼다면 질환을 의심해봐서 나쁠 건 없다.

대장암인 경우에도 증상이 거의 없다가 그냥 배만 좀 아파서 병원을 찾는 경우도 있다. 암 덩어리가 커지면서 주변 구조물을 압박하여 통증이 생기는 것이다. 실제로 증상은 더 다양하다고 보면 된다. 이처럼 증상이 비특이적이기 때문에 검사를 받기 전에는 알기 어려운 것이 대장암이다.

"저는 방귀를 많이 뀌는데 장이 안 좋은 걸까요? 대장암에 걸릴 확률이 높을까요?"

이렇게 묻는 사람이 있는데 방귀는 대장암과 관련이 없다. 이건 '선풍기를 틀어놓고 자면 죽는다'는 것처럼 비과학적인 속설에 불과하다.

방귀는 인체 내에서 하루에 한 200~300ml 정도 자연적으로 생성된다고 한다. 성인의 경우 그중에서 평균 15~25회의 방귀가 하루 동안 나오게 된다. 대장에는 장내 세균이 많이 분포해 있는데, 음식물이 위에서 분해해서 내려올 때 미처 소화가 안 된 찌꺼기들을 장내 세균들이 분해하게 된다. 이때 자연적으로 가스가 나온다. 이 가스는 대변과 함께 나오거나 그냥 방귀로도 나오는데, 평균 수치 정도면 문제가 없다.

그런데 만약 가스가 갑자기 너무 많이 나온다면? 그런 경우에는 먹는 음식의 영향이 제일 크다. 식이섬유가 풍부한 음식을 먹으면 일시적으로 방귀가 많이 나올 수 있다.

물론 소장에 문제가 생긴 것일 수는 있다. 소장에는 대장처럼 음식물을 분해하는 세균이 별로 없는데, 알 수 없는 원인에 의해서 소장 내 감염이 생기면 소장에서도 세균들이 음식물을 분해하면서 가스가 나온다. 그러나 소장 쪽에 문제가 있다고 해도 그것은 대장암과는 관련이 없다.

대장암에 걸렸는지 알아보는 법

내가 과연 대장암에 걸렸는지 궁금하다면 변을 보면 1초 만에 알 수 있다. 흔히 변을 볼 때 황금색 바나나 변을 보면 건강하다고 말한다. 황금색이 아니라 흑변이나 피가 섞인 변, 심지어 녹색 변이나 회색 변 등 황금색 변에서 멀어질수록 안좋은 건강 상태를 나타내는 거라고 보면 된다.

암세포는 주변에 혈관이 있어야 그 세포 자체가 증식할 수 있기 때문에 스스로 신생혈관을 많이 만들어내며 자란다. 그래서 실제로 암세포는 출혈을 많이 일으킨다. 대장암에 걸렸다면 대장에서 암세포가 피를 줄줄 흘릴 것이다. 그 피가 어디로 나오겠는가? 바로 변으로 나오게 된다.

그래서 실제로 대장암 환자들은 변 색깔이 달라진다. 피 안에는 헤모시데린이나 적혈구 같은 것이 있는데, 그것들 때문에 피가 빨갛게 나타난다. 그런데 피가 나서 시간이 지나면 새빨간 피에서 검붉은 피 색깔로 변한다. 오래된 피일수록 약간 거무스레하다.

위에서 가깝고 항문에서는 먼 상행결장이나 횡행결장에서 암이 생긴 경우, 거기서 피가 나면 항문으로 나오기까지는 하루 이틀이 걸린다. 그동안 새빨갛던 피가 검붉게 변한다. 그래서 새빨간 피가 나올 경우에는 암세포가 직장처럼 항문 근처에 있고, 검은색 피가 나온다면 대장이 시작하는 부분에서 암세포가 생겼다고 유추할 수 있다.

쉽게 말해, 흑변이나 혈변을 봤다면 대장암을 의심해봐야 한다. 흑변이나 혈변을 볼 정도면 이미 내 몸도 다른 신호를 주고 있을 것이다.

예를 들어 복통이 있다든지 갑자기 체중이 감소했다든지, 아니면 갑자기 설사와 변비가 생겼다든지, 심지어는 배 안에서 덩이가 만져진다든지, 이런 증상이 있다면 대장암을 강력히 시사하는 것이다.

대장암의 주범은 서구화된 식습관

우리나라에서 젊은 층의 대장암 발병률이 높아지고 있다. 예전에는 대장암이 노화로 인한 암이라고 생각했다. 실제로 늙으면서 대장 점막이 유해 물질들에 노출되다 보니 암세포가 생긴다. 그런데 대장 점막이 아직 나쁜 물질에 많이 노출되지 않았을 젊은 층에는 왜 대장암 발병이 늘고 있을까?

그 원인은 서구화된 식습관 때문이다. 대장암에도 유전의 영향은 작다. 우리나라 사람들이 대장암이 걸리는 요인은 대부분 선종인데, 선종이 생기는 원인은 서구화된 식습관이 크다. 우리가 먹는 것이 직접적인 영향을 주는 게 바로 대장이기 때문이다. 따라서 대장암을 예방하는 제일 간단한 방법은 식습관을 고치는 것이다.

대표적으로 가공육은 고기류에 방부제 같은 화학적인 물질을 가해서 썩지 않게 가공한 것이다. 가공육이나 인공 첨가물이 많이 들어 있는 나쁜 음식을 많이 먹으면, 그 음식이 우리 몸속에 들어가서 소화되고 분해되면서 활성 산소처럼 몸에 안 좋은 성분들을 만들어낸다.

따라서 인스턴트, 가공육, 1급 발암 물질은 피해야 한다.

붉은 소고기나 돼지고기도 하루에 50~100g 이상 먹으면 대장암이나 직장암 발병률이 15~20퍼센트 이상 올라간다. 육류 위주의 기름진 음식을 많이 먹어도 발암 물질이 나와서 대장 점막 세포들을 자극한다.

그렇다고 무슨 수도승처럼 살라는 뜻은 아니다. 먹고 싶은 건 스트레스를 안 받는 범위 내에서 즐기되 소식을 생활화하면, 그 정도의 발암 물질은 우리 몸 안의 세포들이 이겨낼 수 있다.

트랜스 지방도 대장암을 유발하는 것으로 알려져 있다. 우리가 음식을 조리할 때 가열하면서 지방이 산화되는 과정에서 많은 부분 트랜스 지방으로 바뀐다. 특히 피자나 도넛, 팝콘 같은 음식에 트랜스 지방이 많다. 이런 트랜스 지방을 줄이는 식습관이 제일 중요하다.

고기를 많이 먹으면 쓸개에서 담즙산을 분비하는데, 담즙산과 지방산은 대장 점막을 자극한다. 고기를 너무 좋아한다면 채소를 그만큼 많이 먹어야 한다. 채소는 대변의 부피를 늘려주기 때문에 변이 장을 빨리 통과하게 해준다. 또 식이섬유를 먹으면 장 점막에 독성 물질이 노출되는 시간을 줄이는 데 도움이 된다. 요컨대 채소를 많이 먹으면 대변의 부피를 늘려주면서 대변 자체를 약간 희석해주는 효과를 낸다고 생각하면 된다.

대장암을 예방하는 습관

위암과 마찬가지로 식습관과 생활 습관이 대장암 예방에 중요하다. 대장암을 예방하기 위해서는 섬유소가 풍부한 음식을 많이 먹어야 한다. 식이섬유를 하루에 5g 이상 먹으면 대장암 발병률도 17~18퍼센트 감소한다는 연구도 있다.

항산화 물질이 많이 들어 있는 베리류나 칼슘도 대장암 예방에 도움이 된다. 이런 식품은 지방산 및 담즙산과 결합해서 대장 점막을 자극하는 걸 완화해준다고 알려져 있다.

앉아서 생활하는 패턴도 대장암이 증가하는 데 한몫하고 있다. 그래서 운동도 중요한데, 걷기를 추천한다. 나는 출퇴근할 때 뛰듯이 걷곤 하는데, 한 5분 걸으면 3천 걸음이 된다. 12분만 조금 빠른 걸음으로 걸어다녀도 각종 암과 해서 연관해서 사망하는 확률이 거의 17퍼센트 감소한다고 한다.

한 가지 덧붙이자면, 충분한 수면도 중요하다. 잠을 못 자면 스트레스 호르몬이 나오는데, 이것 또한 장내 세균의 불균형을 깨뜨린다.

　대장 안에는 유익한 장내 세균들이 살고 있는데 만성 염증이나 나쁜 환경에 계속 노출되다 보면 장내 세균들의 면역 조절 기능이 역할을 하지 못하게 된다. 우리 몸에는 하루에도 수백 개, 수천 개의 돌연변이 암세포들이 태어나는데 우리 몸의 정상 면역세포들이 그것들을 죽이고 있다. 그런데 그걸 도와주지 못할망정 술과 담배를 하고 기름진 음식을 먹어 암세포를 도와주어서야 되겠는가.

　생활 습관과 식습관이 좋지 않은 사람이 음주를 하고 담배까지 피우면 대장암에 걸릴 확률이 올라갈 수밖에 없다. 먼저 대장에 용종이 생긴다. 하나만 생기면 그나마 다행인데 용종이 많을수록 대장암 확률이 크게 올라간다.

정기 검진으로 대장암을 조기에 발견하자

　1기, 2기 대장암에서는 우리나라의 치료 성적이 전 세계 1등이다. 그만큼 빨리 발견하고 있다는 뜻이다. 그 원인은 조기 검진 덕분이다. 조기에 진단받은 사람이 많아서 치료 성적도 좋은 것이다.

대장암은 한 번 걸리면 재발할 확률이 높다. 30~50퍼센트가 재발한다고 알려져 있고, 그중 5년 안에 재발한 비율이 90퍼센트다. 암세포가 혈류를 따라서 돌아다니기 때문에 눈에 보이지 않는 씨앗이 다른 대장에 숨어 있을 수 있다. 그것들이 몇 년에 걸쳐 또다시 자라날 수 있다.

그래서 대장암에 한 번 걸렸다면 더 조심해야 하고, 재발하더라도 조기 진단할 수 있도록 검진을 잘 받아야 한다. 국가 검진으로 45세 이상부터는 대장내시경을 5년에서 10년 주기로 하도록 장려하고 있다. 그런데 5년에서 10년은 너무 길다고 본다. 나는 2~3년에 한 번 대장내시경을 한다.

우리나라 5대 암에 대장암이 포함되어 있기 때문에 건강보험료를 내고 있다면, 나라에서 50세가 넘으면 분변 잠혈 반응 검사를 하라고 안내할 것이다. 분변 잠혈 반응 검사는 변을 보고 나서 변기에 시약을 떨어뜨린 다음 눈에 안 보이는 피가 섞여 있는지 파악하는 것이다. 미세하게 출혈이 있으면 암을 시사하는 것일 수 있다.

분변 잠혈 반응 검사에서 양성, 즉 출혈이 있다고 나왔을 때는 대장내시경을 국가에서 무료로 해준다. 분변 잠혈 반응 검사에서 반응이 나올 정도면 암이 진행이 된 경우가 많아서 늦다고 보기 때문에 40세 이상이라면 사비를 들여서라도 대장내시경을 5년에 한 번은 했으면 좋겠다.

대장암은 나이가 어리다고 방심할 수 없다. 어린 학생들도 편의점에서 컵라면을 많이 사 먹는데, 인스턴트 음식은 대장에 좋을 수가 없다. 10대부터 그런 식습관을 유지하면 20대에 대장암에 걸릴 수도 있다. 만약 인스턴트 식품을 많이 먹는 식습관을 가지고 있다면 20~30대라도 검사를 해보길 권한다. 검사를 해서 용종이 없었다면 20대는 5년 간격, 30대는 3년 간격으로 검사하는 게 좋다고 본다.

대장암 학회에서는 '1 3 5 법칙'이라는 대장내시경 검사의 주기를 발표했다. 먼저 건강한 사람은 '5년'에 한 번씩 대장내시경에도 충분하다. 대장 선종이나 용종 같은 경우가 대장암으로 발전하기까지 평균 10년 정도 걸리기 때문에 5년에 한 번씩만 해도 충분히 조기에 발견할 수 있다고 보기 때문이다. 기존에 용종이나 선종을 발견한 적이 있는 사람은 '3년'에 한 번 대장내시경을 해야 한다. 마지막으로 가족력이나 유전력이 있는 사람은 '1년'에 한 번 대장내시경을 하라고 권한다.

대장내시경만 잘해도 된다

대장내시경 외에 대장을 검사하는 방법으로 대장 조영술과 피검사로 하는 암 태아성항원Carcino-Embryonic Antigen, CEA 검사가 있다. 그런데 이런 검사는 대장내시경보다 정확성이 훨씬 떨어진다. CEA 검사는 보조적인 수단으로 대장내시경과 같이 하기도 하지만 그것만으로는 부족하다. 복부 CT 같은 경우도 민감도가 떨어진다. 암이 상당히 커졌을 때에야 CT로 보이기 때문이다. 그래서 대장내시경을 추천한다. 대장내시경만 주기적으로 잘하면 대장암 걱정 없이 살 수 있다.

대장내시경을 하기 전에 조금 힘들기는 하다. 왜냐하면 일주일 전부터 먹지 말아야 할 음식들이 있기 때문이다. 끊어야 할 약도 있기 때문에 일주일 전부터는 준비를 해야 한다.

또 검사 전에 대장 내부를 깨끗이 비워야 하기 때문에 약도 먹어야 한다. 마지막에는 거의 그냥 변이 물처럼 나와야 대장이 깨끗하게 비워진 것이다.

검사 전 처치를 대수롭지 않게 생각하고 먹지 말라고 한 것을 먹고 검사를 받으면 암이 있어도 미처 발견하지 못할 수 있다. 그래서 전 처치가 굉장히 중요하다.

대장내시경은 복부에 가스를 넣어서 대장을 부풀려서 검사하기 때문에 대장 천공의 가능성이 있다. 예전에 수술을 해서 대장 벽 자체가 좀 얇아져 있다든지 장 유착이 있는 사람은 가스를 주입할 때 대장에 천공이 생길 수 있다. 천공이 작으면 보통 저절로 막히기 때문에 그대로 놔두기도 한다. 천공이 크면 개복 수술이 필요하다.

그러나 그럴 확률은 굉장히 적으므로 걱정하지 않아도 된다. 천공이 무서워서 대장내시경을 안 한다는 것은 벼룩 잡다가 초가삼간을 다 태우는 것과 같다.

우리나라가 대장내시경에 있어서는 세계 최고라고 자부한다. 가성비가 굉장히 좋은 검사이기도 하다. 대장내시경은 대한민국 국민이라면 무조건 누려야 될 마땅한 권리라고 해도 과언이 아니다. 이 권리를 꼭 누리길 바란다.

Chapter 4

조용한 암, 췌장암

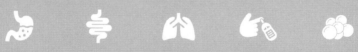

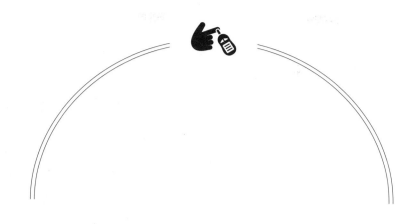

최악의 조건은 다 갖춘 췌장암

췌장암은 사실 아직 불치병에 가까운 암이다. 다른 암 같은 경우에는 1기면 생존율이 거의 80~90퍼센트를 자랑하지만, 췌장암은 1기에 발견해도 5년 생존율이 30퍼센트밖에 안된다. 그리고 4기까지 가면 생존율은 1퍼센트 미만으로 떨어진다. 우연히 1기에 발견하고 수술이 잘돼서 오래 사는 사람은 1퍼센트도 안 된다.

1995년에는 췌장암 전체 생존률이 10퍼센트 정도였다가 2020년에는 15퍼센트로 늘어났는데, 그것만으로도 췌장암

학회에서는 축제 분위기였다. 그런데 그동안 10년 생존율은 오히려 좀 떨어졌다. 그 말은 10년 안에 췌장암이 재발하거나 전이한다는 뜻이다. 그래서 췌장암은 정말 무서운 암이다.

췌장은 두 가지 역할을 한다. 첫 번째로 소화 효소를 분비하고, 두 번째로 우리 몸의 당 수치를 조절한다. 당 수치를 조절하기 위해 인슐린을 분비하는 것이다. 우리가 단것을 먹으면 췌장에서 인슐린을 내보내서 당 수치를 떨어뜨린다. 이처럼 췌장은 우리 몸에서 굉장히 중요한 기관이다.

췌장암이 무서운 이유는 일단 발견 자체가 힘들기 때문이다. 췌장은 흔히 '명치'라고 부르는 복장뼈 근처에 있는데 콩팥과 거의 같은 위치라고 보면 된다. 우리 몸의 척추 쪽에 붙어 있는 장기라서 뒤에 교묘히 숨어 자리잡고 있다.

게다가 건강 검진을 해도 췌장의 암세포를 발견하기가 쉽지 않다. 췌장은 길이가 15cm 정도로 일자 형태를 하고 있다. 초음파로 살펴보면 췌장의 머리와 몸통은 좀 보이는데 몸통 아랫부분은 대부분 장에 가려져 있다. 장에는 가스가 있고 음식물도 지나가기 때문에 그 너머에 있는 췌장까지 뚫어보기가 힘들다.

만약 암세포가 괜찮은 위치에 생겼다 하더라도 근처에 워낙 중요한 혈관이 많기 때문에 치료가 어렵다. 췌장은 대동맥을 끼고 있는데, 대동맥 근처에 중요한 혈관이 많다. 암세포가 조금이라도 더 커져서 췌장이 밖으로 약간 커지면 혈관을 둘러싸기 때문에 일단 수술 자체가 어려워진다. 그래서 치료도 어렵고 전이도 잘되며 진행 속도도 다른 암보다 빨라서 몇 달 만에 기수가 올라가기도 한다.

췌장의 머리 쪽에 암이 생기면 차라리 낫다. 왜냐하면 증상이 빨리 나타나기 때문이다. 우리 몸의 쓸개에서 담즙이 분비되는데, 담즙이 담관을 타고 내려올 때 췌관과 합쳐진다. 두 개가 합쳐져서 공동관을 형성한 다음 십이지장으로 들어간다. 그래서 췌장의 머리 쪽에 암이 생기면 췌관이 막힌다. 그러면 황달 증상이 나타난다. 반면 암이 췌장의 꼬리나 몸통 쪽에 생기면 진행되어도 대개 뚜렷한 증상이 없기 때문에 알기 어렵다.

췌장암에 걸리는 이유

췌장암도 다른 암과 마찬가지로 유전적인 요인보다 환경

적인 요인이 더 크다. 흡연은 일단 유일하게 알려진 췌장암의 위험인자다. 흡연이 췌장암 발병에 30퍼센트 정도 기여한다고 알려져 있다.

만성 알코올중독도 췌장암과 연관되는데, 술을 많이 마시면 먼저 만성 췌장염에 걸릴 수 있다. 만성 췌장염은 말 그대로 만성적으로 췌장염에 계속 걸리는 것이다.

췌장염에 걸리면 췌장암 위험이 높아질까? 염증은 누구나 한번씩 걸린다. 흔한 맹장염처럼 췌장염도 그저 운이 나빠서 발생할 수 있다. 하지만 췌장염에 걸리는 가장 큰 원인은 술과 담배다. 최근에 술을 미친 듯이 마셨다면 췌장염에 걸릴 수 있고, 담배도 만성 췌장염의 원인이 될 수 있다.

배가 아파서 병원을 찾는 사람들 중에 췌장염에 걸린 경우가 많다. CT를 찍어보면 췌장이 부풀어 있고 녹아서 흐물흐물하다.

한 번의 췌장염이 췌장암으로 연결되지는 않는다. 그런데 급성 췌장염에 굉장히 자주 걸렸다면 문제가 된다. 만성 췌장염이 되면 췌장이 계속해서 타격을 받고 재생을 하다가 나중에는 흉이 생긴다. 췌장 실질이 수축하는 것이다. 즉 염증 과정에서 췌장이 재생을 하다가 재생할 수 없는 데까지 이르면,

이것이 만성 췌장염이라는 단계다. 그렇게 되면 췌장 실질이 되돌아올 수 없는 강을 건너는 것이다.

췌장 실질이 쪼그라들면 췌관도 확장돼서 암세포가 생길 확률이 굉장히 높아진다. 만성 췌장염은 췌장암으로 갈 수 있는 고위험 인자다.

그 외에 당뇨도 췌장암과 연관이 있다. 아무래도 혈당 관리를 못 하면 인슐린 분비를 하는 췌장에도 악영향을 줄 수밖에 없기 때문이다. 실제로 당뇨 진단을 받은 사람들은 췌장 검사도 많이 한다.

그래서 혈당 관리가 중요하다. 췌장암은 전조 증상이 없다고 알려져 있지만, 한 권위 있는 학술지에서 췌장암 환자들을 거꾸로 조사해봤더니 췌장암에 걸리기 3년 전쯤부터 혈당이 올라가기 시작했고 살이 빠지기 시작했다고 한다. 혈당이 올라가는 것 자체가 췌장이 망가지고 있다는 뜻이다. 살이 빠지는 건 왜 그럴까? 췌장이 망가지니까 소화 효소 분비가 잘 안 되고 영양분이 잘 흡수되지 않아서 먹어도 살이 빠지는 것이다.

등이 아픈데 췌장암이라니?

췌장암은 암세포가 커져서 주변 구조물을 압박해야 비로소 증상이 나타난다. 그제야 배가 아프다며 병원을 찾는 사람이 많은데, 그 정도면 거의 2기는 넘은 것이다. 암세포가 췌장에만 있을 때를 1기라고 하고, 주변의 구조물에 영향을 미치고 임파선에 전이됐을 때가 2기다. 3기면 암세포가 좀 많이 커져서 혈관을 둘러싸기도 한다.

췌장은 소화 효소를 분비하는 기관이다 보니 만약에 문제가 생기면 변 색깔이 바뀔 수 있다. 또 췌장이 지방을 분해하는 효소도 내보내는데 췌장에 문제가 생기면 지방 분해가 잘 안 된다. 그러면 지방이 소화가 안 돼서 변으로 나오므로 기름이 둥둥 뜨는 지방 변이 나올 수 있다.

췌장에 문제가 생기면 쓸개즙의 분비에도 문제가 생긴다. 원래 쓸개즙이 장 속에서 어떤 세균과 작용해서 우리가 알고 있는 변 색깔이 나오는 건데, 쓸개즙에 문제가 생기면 변이 회색, 흰색 등으로 나올 수 있다. 따라서 변 색깔이 바뀌는 경우에도 담도계에 문제가 생겼다고 의심해봐야 한다.

췌장암에 걸리면 후벽복에 통증을 느낄 수 있다. 암 종양이 췌장 뒤의 신경 다발이나 혈관을 건드려서 등에 통증이 생길 수 있다. 그래서 등이 아파서 병원을 찾았다가 췌장암 진단을 받는 경우가 있다. 등짝이 날갯죽지까지 뻗쳐서 아픈데 처음에는 등 통증이라고 생각하고 정형외과를 전전하다 초기 진단을 놓치기도 한다. 정형외과에서 이상이 없다고 하면 빨리 췌장 검사를 해보길 바란다.

그 외에 황달이 생겼거나 눈이 노래지거나 피부색이 까무잡잡하게 변하거나 소변이 검붉은색으로 변하면 췌장 검사를 꼭 해보길 바란다.

췌장암도 조기 발견하면 생존할 수 있다

아무리 췌장암이 최악의 암이라고 하더라도 빨리 발견되면 생존율을 60퍼센트 이상 보기도 한다. 1기 이전에만 발견하면, 즉 수술만 가능하면 얼마든지 살 수 있다. 검진만 잘해도 내 목숨은 내가 살릴 수 있다.

사실 초음파 검사를 해도 췌장암을 발견하기 쉽지 않다. 췌장 앞으로 대장이나 소장 등 다른 장기가 있어 시야를 가리기 때문이다. 특히 몸집이 크거나 내장 비만이 있으면 더욱 검사하기가 힘들다. 보통 초음파를 할 때 환자분한테 숨을 들이쉬라고 한다. 숨을 들이쉬면 흉곽이 올라가고 췌장을 가린 장기들이 밑으로 내려오면서 췌장이 살짝 보이기 때문이다.

그래도 안 보일 때는 "초음파상 췌장의 정확한 평가가 어려우신 분으로 복부 CT 촬영을 권고드립니다"라고 한다. 그런 사람은 CT로 확인해야 한다. 복부 CT를 30세 이상이라면 한 번은 찍어보는 게 좋다. 검사 결과 이상이 없으면 1년에 한 번 찍을 필요는 없고 초음파를 주기적으로 찍는 게 낫다. 초음파는 방사선에 노출되지 않기 때문이다. CT는 한 3년 주기로 찍어봐도 된다.

췌장암에 많이 걸리는 사람은 50대 이상 남성이다. 이에 해당하고 가족력이 있으며 술, 담배도 많이 하고 식습관이 안 좋다면 꼭 복부 CT를 찍어보길 바란다. CT가 초음파보다 정확한데 왜 첫 번째 검사로 추천하지 않을까? 그건 바로 방사선 때문이다.

췌장을 완벽하게 보려면 조영 증강 CT를 찍어야 하는데, 조영 증강 CT는 방사선 노출이 일반 비조영 증강 CT보다 높다. 그래서 이상 소견이 있거나 초음파로 판단이 안 된다면

CT나 MRI를 찍어볼 수 있다. 검사 방식은 의사 소견을 따르면 된다.

복부 초음파를 찍으면 췌장뿐 아니라 복강 내 모든 장기를 볼 수 있기 때문에 더욱 좋다. 다만 위와 대장 같은 경우에는 내시경이 더 좋다.

췌장 자체만 보려면 MRI가 가장 좋긴 하다. MRI는 방사선 노출도 없다. 하지만 MRI는 췌장이면 췌장, 담낭이면 담낭, 간이면 간, 딱 하나만 볼 수 있다. 또 MRI는 비급여에 해당해서 가격이 비싸다. 복부 조영 증강 CT 같은 경우 10~15만 원 정도인데 MRI는 거의 2~3배다. 그래서 MRI는 쉽게 접근할 수 있는 도구가 아니다. 무난하게 접근 가능하면서 두루두루 평가가 가능한 것이 복부 조영 증강 CT이다. MRI는 필요에 따라 CT의 보완이 필요하면 찍는다고 생각하면 된다.

내시경 초음파 검사도 있지만 흔한 건 아니다. 내시경 초음파는 말 그대로 위내시경처럼 내시경 관을 십이지장까지 더 깊이 넣는 검사다. 위 다음이 십이지장인데 십이지장까지 들어가야 췌장이 보인다. 췌장 옆에까지 접근해서 카메라로 췌장을 찍는다.

내시경 초음파의 장점은 췌장을 아주 가까이에서 관찰할

수 있다는 것이다. 심지어 CT보다 더 자세히 볼 수도 있다. 반면 내시경 초음파의 단점은 검사하는 의사의 숙련도에 따라 암이 있어도 찾지 못할 수도 있다는 것이다. 그리고 내시경 초음파는 아주 자세히 보이는 대신 상방 5cm까지만 보이기 때문에 그 범위가 좁다. 그래서 두루두루 열심히 잘 봐야 한다.

혈액 검사로도 췌장 효소의 수치를 볼 수 있다. 췌장에 문제가 생기면 췌장 실질이 혈액에 녹아 나올 수 있다. 그래서 특히 췌장에 염증이 생기면 효소 수치가 올라간다.

피 검사를 하면 '종양 표지자 검사'가 여러 개 나온다. 그 중 'CA 19-9Carbohydrate Antigen 19-9'가 유용하게 이용되며 췌장암의 병기와 관련된 수치다. 이 수치가 올라갔다고 꼭 췌장암인 것은 아니다. 피검사는 어디까지나 보완적인 수단으로 생각해야 한다.

만약 췌장암으로 의심되는 증상이 있다면 피검사와 복부 초음파까지 모든 것을 빨리 해볼 수 있는 병원에 가는 게 좋다. 증상은 없지만 예방 차원에서 검사해보고 싶다면 복부 초음파를 하는 병원으로 가면 된다. 초음파로 먼저 췌장을 확인하고 이상 소견이 보이면 피 검사나 CT 검사를 하면 된다.

병원을 찾을 때는 영상의학과 의사가 있는 내과나 영상의학과 전문의를 찾아가서 초음파를 받는 게 제일 안전하다고 볼 수 있다. 초음파를 전공으로 하는 영상의학과 의사도 어려워하는 게 췌장 초음파와 유방 초음파이기 때문이다.

액상과당은 췌장에 독이다

앞서 말했듯 췌장은 당 수치를 내려주는 역할을 하므로 당과 밀접한 관련이 있다. 당을 줄이라고 하면 좀 막연하게 들릴 것이다. 너무 많은 음식에 설탕이 들어가기 때문이다. 사실 1일 설탕 섭취 권장량인 25g(하루 2,000kcal 섭취 시)에 맞춰 먹으면 문제가 없다. 우리 몸은 밸런스가 잘 맞춰져 있기 때문에 항상성을 유지할 수 있다.

하지만 섭취하지 말아야 할 당이 있는데, 그건 바로 액상과당이다. 과당은 과일에도 있는데, 과일의 당은 천연이라 그 자체가 나쁘기보다 많이 먹으면 문제가 된다. 이와 달리 액상과당은 인위적으로 만든 과당이다. 액상과당은 일단 몸속에 들어오면 혈당을 미친듯이 올려버린다. 그렇기 때문에 액상과당은 당 수치를 조절하는 데 매우 부정적인 영향을 준다.

액상과당은 우리가 흔히 마시는 과일 주스나 탄산 음료, 이온 음료 등에 많이 들어 있다. 나는 그래서 음료수를 잘 마시지 않는다. 음료수를 마실 때는 성분표를 꼭 보길 바란다. 액상과당은 췌장에 독약이라고 생각하고 피하는 게 좋다.

건강을 위해 운동을 하기로 마음먹고 열심히 운동한 다음 이온 음료를 벌컥벌컥 마시는 사람이 있다. 그러면 운동한 것도 다 허사가 된다. 음료수 대신 물을 마시는 버릇을 들이자.

튀김처럼 기름지고 칼로리가 높은 음식도 췌장에 좋지 않다. 특히 곱창은 그냥 기름 덩어리라고 생각해야 한다. 이런 음식은 백해무익하다.

쉽게 생각해서 비만을 일으키는 음식은 다 췌장 기능에 악영향을 준다. 비만 자체가 췌장암의 고위험 인자이기도 하다. 술과 담배 그리고 비만이 췌장암에 영향을 준다.

췌장암은 걸릴 확률은 낮지만 한 번 걸리면 거의 시한부 선고처럼 여겨지기 때문에 두려움의 대상이다. 우리가 할 수 있는 것은 근본적으로 과도한 스트레스를 피하는 것이다. 스트레스를 안 받으려면 자기 자신에게 떳떳할 수 있는 건강한 생활 습관과 식습관을 가져야 한다. 그래야 내 몸 어딘가에 나쁜 일이 생기지 않을까 하는 스트레스 자체가 사라질 것이다.

Chapter 5

가장 무서운 암, 간암

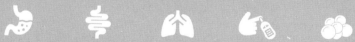

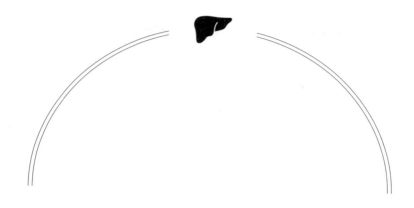

침묵의 암살자, 간암

국가암정보센터에 따르면 우리나라 사람들이 가장 많이 사망하는 암 1위가 폐암이고, 그다음이 간암이다. 간암은 췌장과 비슷하게 '침묵의 암살자'로 불리며 증상이 없기 때문에 조용히 뒤통수를 치는 암이다.

간은 우리 몸에서 가장 큰 장기로, 상복부를 거의 다 차지할 정도다. 간은 인체의 화학 공장이라고 불릴 정도로 우리 몸 안에 들어오는 독소들을 분해하고 내보내는 일을 한다. 영양분도 우리 몸에 들어오면 간이 그것을 분해해서 필요한 영양소를 저장한다. 간에 많은 혈관이 지나가는 이유다.

간은 좌엽과 우엽으로 나뉘는데, 만약 우엽이나 좌엽 중한 군데에만 간암이 생겼다면 수술로 한쪽을 떼어내면 끝이다. 이런 경우는 거의 조기에 발견한 경우다. 그런데 간암이진행되면 양쪽에 다 퍼지기 때문에 수술이 쉽지 않고 치료하기도 까다롭다.

상대정맥과 하대정맥, 문맥혈관 등 주요 혈관들이 간에서부터 온몸으로 뻗어나간다. 그래서 간암에 걸리면 암세포들이 온몸으로 쫙 퍼져 나갈 수 있다. 그렇기 때문에 전이도 쉽고, 전이로 인한 사망률도 높다.

간은 원래 거뭇거뭇한 색깔을 띠는데 문제가 생기면 색깔이 하얘진다. 그것을 계속 방치하면 간이 딱딱해지기 시작한다. 그렇게 되면 초음파에서 봐도 만질만질하던 간 표면이 까칠까칠해지기 시작한다. 표면이 울퉁불퉁해지는 건데, 이게간경변이다. 더 나아가 간경화가 되면 거의 돌아올 수는 없는강을 건너는 것이다. 간경화가 되면 암세포가 잘 생기는 환경을 만들어준 셈이 된다.

아직 간암은 아니지만 간암이 되기 직전인 상태에서는'이형성'이라는 결절이 생기기 시작한다. 이 결절들이 좀 더 커졌다가 간암으로 바뀌는 것이다.

간경화가 되면 그제야 증상이 나타나기 시작한다. 간은 우리 몸의 모든 기능을 총괄한다고 해도 과언이 아닌데 간경화가 되면 간이 80퍼센트 이상 망가진 것이기 때문이다. 예를 들면 황달이 와서 얼굴이 노래지고 눈도 노래지며 몸 자체가 까무잡잡해진다. 체중 감소도 나타날 수 있다. 또 간 기능이 떨어지면 굉장히 피곤해진다.

간경화가 심해지면 복수가 차서 갑자기 배가 불룩하게 부풀어 오르며 복부 팽만감을 느낄 수 있다. 지혈이 안 되는 경우도 있다. 간 기능이 안 좋으면 우리 몸에서 비타민K 등 지혈에 관여하는 요소가 합성이 잘되지 않기 때문에 살짝 다쳐도 피가 많이 나고 안 멈출 수 있다.

간경변이 있어도 초기에 간암이 되기 전까지 많은 과정이 있다. 처음에는 5ml 정도로 작게 간암이 태어나는데, 그때라도 발견하면 괜찮다. 전이되지 않았을 경우에는 수술이나 색전술, 표적 치료제나 항암제를 써서 치료할 수 있기 때문에 빨리 발견하는 게 중요하다.

간암을 부르는 위험 요인

간암에 걸리는 사람들 중 70~80퍼센트는 B형 간염 보균자다. B형 간염은 '수직 감염'이라고 해서 출산할 때 엄마의 체액이 아기 입으로 들어가면서 감염되는 경우가 40퍼센트다. 나머지는 주삿바늘이나 성관계로 감염된다. 그런데 요즘에는 엄마가 B형 간염이 있어도 아기가 태어나자마자 항체 백신을 맞으면 괜찮다. 그래서 대부분은 예방이 가능하다.

B형 간염 보균자라도 요즘에는 좋은 치료제가 나오기 때문에 약을 먹고 항체가 생기면 간암을 예방할 수 있다. 다만 간염 보균자라는 것도 검진을 해봐야 알 수 있다. 보균자의 경우에는 6개월에 한 번씩 간 초음파를 꼭 받아보길 바란다.

만성 간염, 즉 B형 간염이나 C형 간염 보균자는 검사를 나라에서 지원해준다. 6개월 간격으로 초음파 검사를 지원하므로 반드시 검사를 받자.

나머지 20퍼센트 정도는 술 때문에 간암에 걸린다. 술을 계속 마시면 알코올중독이 되면서 만성 알코올 간염이 된다. 그래도 술을 계속 마시면 간이 딱딱하게 썩어가는 간경화에 걸린다. 이 상태는 간세포가 다 죽어 나가는 것과 같기 때문에 간암에 걸릴 확률이 높다. 따라서 술을 많이 마시는 50~60대 남성이 제일 유력한 간암 후보자다.

술을 마시면 간이 알코올을 분해하느라 죽어난다. 술을 분해하고 나면 '아세트알데히드'라는 성분이 나오는데, 이것 때문에 다음 날 머리가 엄청 아픈 것이다. 이 성분이 1급 발암 물질이다. 그러므로 술이 센 사람은 간암에 안 걸린다는 건 사실이 아니다. 술이 센 사람은 몸에 술을 분해하는 효소가 많지만, 술이 약한 사람보다 술을 더 많이 마시게 되고, 그럴수록 아세트알데히드는 더 많이 나오게 된다. 그러니까 술이 센 사람은 간암에 안 걸리는 게 아니라 오히려 더 위험한 것이다. 간을 혹사하면서 술이 세다고 자부해서는 안 된다.

술을 꼭 마셔야 한다면 물을 많이 마셔야 한다. 앞서 말했듯 물은 해독 작용을 하기 때문이다. 술을 한 컵 마시면 물은 두 컵 마셔야 한다. 술을 마실 때 물을 많이 마시면 덜 취하고 간이 덜 일하게 된다. 물을 많이 안 마시고 술을 마셨다면 최소 3일은 간을 쉬게 해줘야 한다. 간이 충분히 해독할 시간을 주는 것이다. 어제 마신 술을 다 해독하기도 전에 또 술이 들어온다면 간은 주체할 수 없을 정도로 힘들어진다.

따라서 간암 보균자가 아니어도 술을 많이 마신다면 간 검사를 해야 한다. 비알코올성 지방간 질환을 가진 사람도 검사는 필수다. 간 초음파 검사와 혈액 검사를 같이 해보면 좋다.

지방간을 줄여라

당도 간암에 한몫한다. 그래서 당뇨도 간암과 밀접한 관련이 있다. 당뇨가 있는 사람들은 보통 비만인데, 지방간도 간암에 영향을 끼친다. 복부 초음파를 하다 보면 10명 중에 6~7명은 지방간을 가지고 있다. 겉보기에 날씬한 사람들도 들여다보면 지방간이 있는 경우가 많다. 지방간을 방치하면 10명 중에 한두 명은 나중에 간암에 걸릴 수 있다.

지방간은 어떻게 예방하거나 없앨 수 있을까? 역시 술, 담배 그리고 당을 줄여야 한다. 술을 안 마셔도 지방간인 사람도 많은데, 빵을 좋아하느냐고 물으면 거의 그렇다고 답한다. 탄수화물도 적당량 섭취해야 하지만 과도한 탄수화물은 지방으로 바뀌어서 간에 저장된다. 그래서 지방간이 되는 것이다. 특히 빵에는 설탕은 물론 버터 같은 지방이 많이 들어가므로 주의해야 한다.

많은 사람이 간에 좋은 음식을 찾는다. 간에 좋다는 밀크시슬, 오메가3나 홍삼도 챙겨 먹는다. 그런데 이런 걸 먹으면 오히려 독이 될 수 있으므로 나는 그냥 물이나 좀 많이 마시라고 권한다. 왜냐하면 물 자체가 우리 몸을 정화하는 역할을 하기 때문이다. 우리가 몸이 안 좋을 때도 수액을 맞으면 혈관이 청소되는 효과를 볼 수 있다.

간에 좋다는 음식을 일부러 찾아 먹기보다 당과 지방이 적은 건강한 식습관만 유지해도 간은 좋아진다. 우리 몸에서 간과 신장은 표는 안 나지만 아주 열심히 일하고 있다. 두 기관은 모든 음식물을 소화하므로 아주 중요하다. 그런데 이들에게 쓸데없는 부담을 가중하면 되겠는가. 간에 좋다는 영양제나 음식을 챙겨 먹는다고 죽은 간세포가 살아나지 않는다. 오히려 간에 부담을 줄 수 있다. 무엇을 먹든 그게 간에게는 일하라는 신호가 되기 때문이다.

간을 쉬게 하려면 적게 먹어야 한다. 어떤 음식에든 독성이 들어 있다. 예를 들어 과자나 젤리 같은 것에는 합성 감미료나 첨가물이 많다. 이런 게 다 독이기 때문에 먹으면 간에서는 해독해야 한다. 그래서 뭘 먹는 것 자체가 간이라는 공장을 계속 돌리는 꼴이 된다.

당 수치가 높은 음식도 간에 지방으로 축적되기 때문에다 지방간으로 연결된다. 기름지고 달달한 음식을 피하라. 진짜 먹고 싶다면 조금 먹어도 괜찮지만 한 번 먹으면 며칠은 좀 쉬어주면서 건강한 음식을 넣어줘야 한다. 우리 몸의 모든 장기가 마찬가지지만 간에도 휴식 시간을 꼭 주길 바란다.

뒤에서 간헐적 단식에 대해 이야기하겠지만, 24시간 정도 굶으면 지방간이 확 좋아진다. 그렇다고 매일 굶을 수는 없는 노릇인데, 간헐적 단식이 그래서 좋다. 간을 좀 쉬게 하는 차원에서 효과적이다.

간은 굉장히 많은 일을 하고 있는 침묵의 장기다. 그래서 건강할 때 잘 관리해야 한다. 간이 돌아올 수 없는 강을 건넌 상태, 즉 섬유화가 진행되거나 간경화가 됐을 때는 거의 간암에 직결된다고 할 정도로 위험하다. 그러므로 '겨우' 지방간 정도일 때 관리하자. 이때는 아직 되돌릴 수 있는 단계. 술을 안 마셔도 지방간일 수 있다는 것을 명심하자. 더불어 아프지도 않고 간단한 복부 초음파를 꼭 한번 받아보길 바란다.

Chapter 6

갑상선암은 다르다

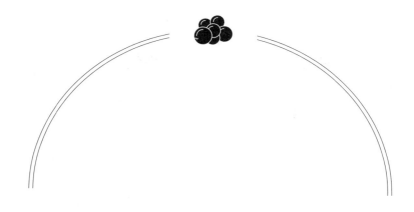

갑상선암은 정말 착한 암일까?

갑상선암은 착한 암이라고 해서 그리 심각하게 생각하지 않는 경향도 있다. 실제로 갑상선암의 생존율이 100퍼센트가 넘는다. 그러나 알고 보면 착한 암은 없다. 암이라는 것 자체가 착할 수가 없다.

우리나라 사람들이 걸리는 갑상선암 중에서 제일 많은 비중을 차지하는 게 갑상선 유두암이다. 유두암은 전이가 잘되고 진행이 빠르다. 그래서 마냥 안심할 수만은 없다. 너무 늦게 발견해서 전이되면 무척 힘들어진다.

유두암은 림프를 통해 임파선 전이가 잘되어서 보통 수술할 때 경부 임파선까지 같이 제거한다. 그 외에 미분화라든지 저형성(역형성) 암 같은 갑상선암은 혈액의 흐름에 따라 전이를 많이 하기 때문에 원격 전이가 됐다면 돌이킬 수 없는 상태가 된다.

갑상선암도 증상이 없는 게 문제다. 그래서 갑상선암은 건강 검진을 통해 무증상으로 거의 발견된다. 증상이 있는 경우는 악성이 아니라 양성 혹인데 꽤 큰 경우가 많다. 혹이 커지면 겉으로 볼록하게 보이기 때문이다. 양성 낭종 같은 것은 뽑아내거나 고주파 치료를 할 수도 있다.

갑상선에 문제가 생기면 몸이 보내는 위험 신호

그럼 갑상선암은 어떨 때 증상을 일으킬까? 암세포의 덩치가 커졌을 때, 기생충 같은 암세포가 스스로 주체하지 못할 정도로 커져서 숙주에 영향을 끼칠 때만 증상이 나타난다. 갑상선에 인접한 곳에 식도가 있는데, 암세포가 식도를 눌러서 이물감이 느껴지고 음식을 삼킬 때 힘들 수 있다.

또 갑상선 주변에는 되돌이후두신경이 있어서 암세포가 그곳을 누르면 목이 쉰다. 이 또한 암 자체의 증상이 아니라 암세포가 커졌을 때 생기는 증상이다. 하지만 너무 걱정하지 않아도 된다. 이런 증상은 갑상선에 염증이 생겼거나 갑상선 기능의 문제일 수도 있다.

갑상선에 양성 염증이 있으면 갑상선 기능이 떨어지거나 반대로 과도하게 올라간다. 그럼 갑상선 염증은 왜 생길까? 바이러스 감염인 경우도 많고 이유 없이 오는 경우도 많다. 물론 가족력이 원인인 경우도 있다.

요즘 갑자기 너무 피곤해졌거나 잠이 너무 많아지거나 갑자기 체중이 불었거나 빠졌다면 갑상선 기능 검사를 해봐야 한다. 갑상선 기능의 저하나 항진이 일어난 것일 수 있기 때문이다. 갑상선 기능에 문제가 생기면 초음파에서도 갑상선 실질이 약간 꺼칠꺼칠하게 변한 걸 볼 수 있고, 피검사를 통해 진단할 수 있다.

갑상선 기능의 문제는 갑상선암과는 관련이 없으므로 안심해도 된다. 갑상선 질환 중 '그레이브스병' 같은 갑상샘호르몬의 문제나 갑상선 기능 저하증이 갑상선암과 연관이 있다는 주장도 있지만, 아직 논란이 많다.

다만 갑상선 질환 중 '하시모토병'은 갑상선 림프종과 같은 암이 될 수 있으므로 갑상선암과 연관이 있다고 알려져 있다. 이런 경우를 제외하면 갑상선암 환자들은 갑상선 기능이 정상인 경우가 많다.

갑상선 초음파만이 갑상선암을 찾을 수 있다

갑상선암도 가족력의 영향이 있기 때문에 가족력이 있는 사람은 검사를 스무 살부터 하는 게 좋다. 심지어 10대에도 갑상선암에 걸리는 경우가 있다.

갑상선암 환자 중에는 여성이 많다. 그래서 갑상선암이 혹시 여성호르몬과 관련되어 있지 않은지에 대한 연구가 많이 진행되고 있다.

최근에는 피임약이나 에스트로겐과 관련이 있다는 연구도 나오고, 유방 결절도 갑상선암과 연관이 있다는 연구가 조금씩 나오고 있다.

또한 갑상선암은 방사선 노출에 민감하다. 1986년 체르노빌 원전 폭발 사고 이후 해당 지역 아이들의 갑상선암 발병률이 크게 올랐다는 보고가 있었다.

무엇보다 어릴 때 방사선에 많이 노출될수록 갑상선암의 발병 위험도가 올라간다고 보면 된다. 그래서 5세 미만인 경우에는 꼭 필요한 일이 아니면 엑스레이나 CT 같은 건 안 찍는 게 좋다고 본다.

갑상선암은 무조건 초음파로만 볼 수 있다. 초음파에서 의심되는 결절이 있다면 그중 5~10퍼센트가 갑상선암으로 나온다. 초음파 결절이 있으면 초음파를 보면서 세침 검사라는 조직 검사를 한다. 가는 바늘을 넣어서 조직을 흡입하는 검사다.

보통 암세포를 발견했을 때 1cm가 넘으면 세침 검사를 한다. 또는 총 검사라고 해서 좀 더 두꺼운 바늘로 조직 자체를 살짝 잘라 채취해내는 검사도 있다. 갑상선 초음파는 접근하기도 쉽고 검사도 간단하기 때문에 검진을 주기적으로 할 것을 추천한다.

갑상선암은 예후가 매우 좋으므로 조기에만 발견하면 얼마든지 극복 가능하다. 그렇다 보니 갑상선암 진단을 받았는데도 수술을 안 하려고 하는 사람도 있는데, 암은 암이라는 걸 잊지 말아야 한다.

특히 갑상선암은 여성 환자가 많아 유방과 관련이 있다는 연구도 있기 때문에 갑상선에 결절이 있다면 유방 초음파도 같이 하길 권고한다.

Chapter 7

콩팥이 살려달라고
보내는 신호

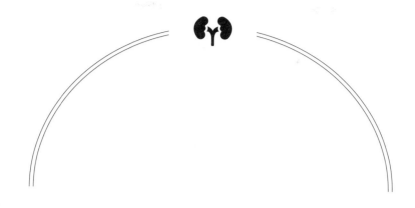

우리 몸의 거름망인 콩팥

우리 몸에는 콩팥(신장)이 오른쪽과 왼쪽에 2개 있는데,
둘 다 중요하다. 콩팥은 모세혈관 덩어리로, 미세한 실과 같
은 혈관들이 실타래처럼 얽혀 있는 기관이다. 그래서 콩팥을
자세히 보면 모세혈관이 거미줄처럼 보인다.

콩팥은 왜 이렇게 생겼을까? 콩팥은 우리 몸의 '체(거름
망)'와 같은 역할을 하기 때문이다. 체로 뭔가를 거르는 것처
럼 우리 몸 안의 모든 것이 콩팥에서 걸러져서 소변으로 나온
다. 그러니까 콩팥이 망가진다면 체가 기능을 못 하는 것이므

로 아무것도 걸러지지 않고 소변으로 나오게 된다.

그럼 어떻게 될까? 내 몸의 영양분이 제대로 섭취가 안 된다. 단백질 같은 영양소도 원래 콩팥에서 걸러서 소변으로 나오지 않아야 하는데, 거르지 못하니 다 빠져나와서 단백뇨가 된다. 피도 그냥 빠져나와서 혈뇨를 본다. 방광에 오줌이 빨리 차서 소변이 자주 마렵다.

말기로 가면 콩팥이 아예 기능을 못 해서 오줌도 안 나오게 된다. 그뿐 아니라 노폐물을 빼주지 못해서 몸에 그대로 쌓이고, 이것이 부종을 일으켜 몸이 퉁퉁 붓는다. 그러면 혈압도 올라가고 나중에는 체중이 감소하기도 한다. 몸이 피곤하고 식욕 부진을 겪기도 한다. 이처럼 비특이적인 증상이 너무나 많다.

또한 콩팥은 우리 몸의 전해질을 조절한다. 우리가 짠 것을 먹으면 물을 많이 마시게 되고, 물을 너무 많이 마시면 혈액이 묽어지므로 콩팥이 전해질을 조절한다. 쉽게 이야기해서 몸이 바닷물처럼 짜지면 콩팥에서 나트륨 농도를 조절하기 위해 나트륨을 중화하는 칼륨을 내보낸다. 또 콩팥은 산성과 염기성을 조절해주는 역할을 한다.

콩팥이 2개인 이유

'콩팥이 2개나 있으니 하나는 없어도 되지 않나?'

이런 생각을 할 수 있다. 하지만 그게 아니라 2개가 필요할 정도로 콩팥이 중요한 일을 하고 있는 것이다. 나는 우리 몸에서 중요한 3대 기관이 심장과 간 그리고 콩팥이라고 생각한다. 콩팥이 없으면 절대 무병장수 할 수 없다.

특히 당뇨가 있다면 콩팥 관리를 정말 잘해야 한다. 당뇨 환자들은 콩팥이 망가질 확률이 높기 때문이다. 반대로 콩팥이 안 좋은 사람도 당뇨에 걸릴 확률이 높다. 당 관리를 못 하면 혈관 자체가 망가지는데, 그 첫 번째 타자가 콩팥이다. 콩팥의 혈관들이 망가지기 시작해서 내 몸의 기능을 못 하게 된다.

콩팥이 안 좋으면 정상적인 여과 기능을 못 하기 때문에 외부의 투석기에 의존해서 내 몸에 쌓인 노폐물을 걸러줘야 한다. 투석을 왜 받아야 할까? 혈액 속의 노폐물을 콩팥이 걸러줘야 하는데 그걸 못하니까 기계를 이용해 노폐물을 바깥으로 빼주는 것이다. 이 경우 투석 기계를 혈관에 연결하는데, 우리 몸 전체의 노폐물을 한 번에 다 걸러야 하기에 굉장히 큰 혈관이 필요하다. 그래서 투석을 받는 사람은 우선 인공적으로 혈관을 이식해서 혈관을 크게 만든다. 그런 다음 투석 기계를 연결해서 하루에 3시간 정도, 일주일에 3번 투석한다. 그 정도는 되어야 축적된 노폐물을 어느 정도 내보낼 수 있다. 투석을 안 하면 독소가 쌓여 배출이 안 된다.

이렇게 투석을 받으면 당연히 멀리 여행도 못 가고 일상 생활이 너무 힘들어진다. 더 안타까운 건, 그렇게 해도 노폐물이 100퍼센트는 안 빠진다는 것이다. 그래서 다양한 합병증에 노출된다. 한마디로 삶의 질이 굉장히 많이 떨어진다.

콩팥이 일을 못 하면 내가 먹는 것 하나하나가 다 독소가 돼서 쌓인다. 그러면 '요독 증상'이 일어난다. 즉 배설되어야 할 물질이 축적되어 각 기관의 기능에 장애를 일으킨다. 그래서 콩팥이 기능하지 못하면 인간이 인간다운 생활을 할 수 없게 된다.

간단한 검사로 콩팥을 지키자

콩팥이 망가지면 몸 안의 기관들이 도미노처럼 무너진다. 다행히 콩팥에 대해 검사하는 건 아주 쉽다. 건강 검진을 받으면 보통 소변 검사와 피 검사에서 콩팥 수치가 기본적으로 나온다. 소변 검사와 피 검사만 해도 내 콩팥 건강을 알 수 있다.

소변 검사를 통해서는 단백뇨나 혈뇨가 나오지 않는지 본다. 단백뇨나 혈뇨가 아주 미약하게 나온다면 걱정할 필요는 없다. 이런 경우 일시적인 현상인 경우가 많기 때문이다. 만약 지속적인 단백뇨나 혈뇨가 나온다면 큰 병원에 가서 검사하는 게 좋다.

피 검사의 경우 콩팥의 수치를 단번에 알 수 있는 게 혈중 요소질소(BUN) 수치다. 요독 증상이 있을 때 이 수치가 올라가기 때문이다. 그리고 크레아틴(Cr) 수치는 신장 수치를 대변하는 것이다. 이 수치 또한 올라가 있다면 콩팥이 이미 안 좋아지고 있다는 의미이므로 반드시 신장 내과 전문의에게 진료를 봐야 한다.

소변 검사나 혈액 검사에서 뭔가 안 좋다고 나왔을 때는 초음파로 검사를 한다. 초음파를 첫 번째로 보지 않는 이유는 대부분 초기에는 초음파에서 정상으로 나오기 때문이다. 초음파에서 콩팥이 안 좋은 게 보이려면 보통은 병이 조금 진행된 상태다. 따라서 소변 검사와 혈액 검사를 1년에 한 번 하길 바란다.

또한 혈당이 좀 높다면 콩팥 관리를 꼭 해야 한다. 어떻게 해야 할까? 물을 많이 마셔야 한다. 그리고 짜게 먹는 건 좋지 않다. WHO에서는 소금은 하루에 5g, 나트륨은 2g 섭취하도록 권장하는데 우리나라 사람들은 그 두 배를 섭취한다. 짠 음식을 많이 먹으면 콩팥이 일을 많이 해야 하므로 콩팥에 직격탄을 날리는 셈이 된다. 국이나 찌개는 안 먹으면 좋지만 먹더라도 건더기 위주로 먹자.

단백질이나 지방을 너무 많이 먹어도 피가 끈적거리게 된다. 한마디로 이야기하면 소식하는 게 가장 좋다. 모든 것을 조금만 먹고 적절한 수분을 섭취하는 게 중요하다. 고단백과 고지방과 고혈당을 피하면 웬만한 콩팥은 건강하다.

내 콩팥을 지키는 것은 바로 내 혈관을 잘 관리하는 것이다. 그리고 만성 염증을 예방하는 것이 내 콩팥을 관리하는 것이다. 우리 몸은 서로 다 연결되어 있기 때문이 콩팥을 지키는 것은 내 몸의 다른 기관들도 지키는 것이다.

Chapter 8

암 사망률 1위,
폐암을 예방하려면

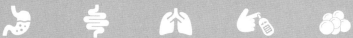

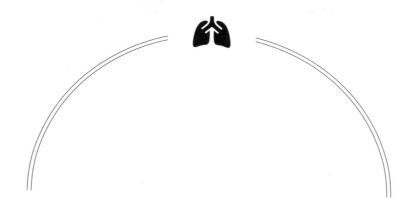

조용히 퍼져나가는 무서운 암

국가암정보센터에 따르면 폐암은 우리나라에서 20년간 암 사망률 1위로, 그만큼 무섭고 공격적인 암이다. 발병률도 남자의 경우 갑상선암 다음으로 2등을 차지할 정도로 높다.

폐에는 감각 신경이 존재하지 않아서 암이 생겨도 아프지 않다. 그리고 우리나라에는 결핵 환자가 많은데, 그 증상인 기침과 객혈, 호흡 곤란 등이 폐암 증상과 같다. 그래서 결핵에 걸렸던 환자는 기침하거나 객혈을 하거나 가래가 좀 나와도 의심을 안 하는 경우가 많다.

폐암의 암세포는 소세포암과 비소세포암으로 나뉜다. 소세포암일수록 작기 때문에 침투를 잘한다. 소세포암은 많이 전이된 상태로 발견되는 경우가 많다. 비소세포암은 소세포암에 비해 조금 착한 것으로 보면 된다. 암세포가 그리 작지 않기 때문에 건강 검진에서 폐 결절로 발견되기도 한다.

폐암은 1기에 발견하면 수술로 제거할 수 있지만, 그 이상 진행된 경우 수술이 힘들어서 치료도 굉장히 힘들다. 암세포의 위치에 따라서도 경과가 달라진다. 예를 들어 기도 근처에 폐암이 생기면 비교적 빨리 발견된다. 반면 폐암이 기관지에서 멀리 떨어진 구석에서 생기면 증상이 늦게 나타난다.

폐는 심장과 붙어 있고 우리 몸의 중심에 있다. 폐에는 거미줄처럼 많은 모세혈관과 임파선이 있다. 이처럼 많은 모세혈관과 임파선을 따라 암세포가 멀리 떨어진 기관까지 퍼질 수 있다. 암이 한 군데 얌전히 있으면 정말 축복받은 경우이고, 발견했을 때 암세포가 이미 다 퍼져 있는 경우가 더 많다.

폐암이 많이 전이되면 종양이 기도를 막을 수 있어서 숨쉬기가 힘들어진다. 폐에 물이 차고 흉통이 생기거나 피 가래 같은 객혈이 나올 수도 있다. 또 폐암이 전이되면 많은 경우 간으로 전이된다. 간이 기능을 못 하게 되므로 온몸에 황달이 생기고 소변도 안 나오는 등 다양한 문제가 생긴다.

더 나아가 폐암이 뼈로도 전이될 수 있다. 폐암이 뼈에 전이되면 극심한 통증을 호소하기 때문에 마약성 진통제로도 안 듣는 순간이 온다. 그러다가 뇌로 전이되면 생각도 할 수 없고 움직일 수 없게 되기도 한다. 최악의 경우 식물인간까지 될 수 있는 것이다. 그렇기 때문에 폐암은 무서운 암이다.

그래서 폐암은 진단받고 3년 안으로 사망할 확률이 60퍼센트가 넘고, 5년 안에 사망할 확률도 17퍼센트가 넘을 정도로 사망률이 높다. 그러니 폐암은 아예 안 걸리는 게 제일 좋고, 걸리더라도 빨리 발견해야 한다.

담배의 발암 물질은 폐에 고스란히 쌓인다

누구나 알다시피 흡연은 폐암의 강력한 위험 인자다. 폐암은 폐에 쌓인 유해 물질의 누적된 결과물로 나타나기 때문에 가족력이 있거나 담배를 많이 피웠더라도 20~30대에는 폐암에 걸리는 경우가 많지 않다. 보통은 50대 이후에 폐암이 발병한다. 그러나 10대 때부터 흡연을 많이 했다면 40대부터 검사를 받는 것도 좋다고 본다.

담배는 지금 끊는다고 해서 그 효과가 바로 나타나는 게 아니다. 예를 들어 20대부터 담배를 피웠는데 40대에 끊었다고 해서 암에 절대 안 걸리는 건 아니다. 이미 내 몸이 20년 동안 담배에 노출됐기 때문에 폐암에 걸릴 확률은 담배를 전혀 안 피웠던 사람보다 높다. 노출되고 누적된 유해 물질로 인해 폐암이 나타나기 때문에 한때 조금이라도 피웠으면 그게 내 몸에 영향을 끼치게 되는 것이다. 여성의 경우 출산을 하게 된다면 이미 담배를 피웠던 몸 상태가 나중에 태아에게까지 영향을 끼칠 수 있다.

피우는 양도 중요하다. 반 갑을 피우는 사람과 한 갑을 피우는 사람은 다르다. 반 갑을 피우는 사람보다 한 갑 이상 피우는 사람은 폐암 발병률이 3배 이상 더 높다고 알려져 있다.

어느 누구도 자신이 암에 걸릴 거라고는 생각하지 않는다. 담배를 피우는 사람도 마찬가지다. 자신은 건강해서 암에 안 걸릴 거라는 근거 없는 자신감을 가진 사람이 많다. 그러나 암에 걸리는 데 예외는 없다.

따라서 담배를 피우고 있다면 바로 끊길 바란다. 담배를 끊는 게 너무 힘들다면 하루에 한 개비씩이라도 줄여나가자.

요즘에는 금연 보조제가 지금 많이 나와 있고 금연을 도와주는 전문기관도 꽤 있으니 도움을 받아서 내 상황에 맞는 맞춤 치료를 시작해보자.

간접흡연도 무시할 수 없다. 담배 연기에는 4천여 종의 유해 물질이 들어 있고, 그중에 발암 물질로 확인이 된 것만 20~30여 종이 있다. 이런 물질에 노출되는 간접 흡연도 담배를 피운 것과 똑같다.

내가 어릴 때만 해도 임산부가 옆에 있건 말건 담배 피우는 문화가 만연했었다. 내 아버지도 내과 의사임에도 집에서 담배를 많이 피웠다. 다행히 요즘에는 그런 문화가 많이 개선되었지만, 내가 담배를 피우면 내가 사랑하는 가족에게도 나쁜 영향을 끼칠 수 있다는 걸 잊지 말자.

어릴 때부터 담배를 피운 사람도 있을 것이다. 몸이 완전히 성장하지 않은 때부터 담배를 피우면 뼈가 약해지고 나중에 심혈관계 질환, 동맥경화, 치매까지 발병률이 높아진다. 보통 담배 한 갑에 20개비가 들어 있는데, 1년 동안 매일 한 갑을 피우거나 20년간 매일 한 개비를 피웠다면 '20갑년'이라고 표현한다. 흡연 경력이 20갑년 이상은 고위험군에 해당한다.

54세에서 74세이고 흡연 경력이 30갑년 이상인 사람에게는 나라에서 저선량 흉부 CT를 지원한다. 단순한 흉부 사진으로는 폐암을 발견하기가 어렵다. 폐 안에는 혈관도 많고 심장도 있기 때문에 그 주변에 생긴 암의 경우 가려서 안 보이기 때문이다.

위험 인자가 없는데 흉부 CT를 매년 찍을 필요는 절대 없지만 담배를 많이 피우거나 평소 주방에서 요리를 굉장히 오래 하거나 직업적으로 석면이 많은 환경에 노출되어 있거나 가족력이 있는 등 폐암 위험 요소를 가지고 있다면 1년에 한 번 찍어보는 게 좋다.

미세먼지가 많은 날에는 마스크를 쓰자

황사나 미세먼지도 폐암을 일으키는 강력한 위험 인자다. 미세먼지에는 매우 미세한 중금속 물질이 많이 들어 있는데, 이것들이 피부로도 흡수된다. 우리가 숨을 쉬면 코털로도 걸러지지 않기 때문에 몸속으로 들어가고, 모세혈관으로도 흡수되어 폐 속 세포들로 들어간다. 결국 염증이 생기면서 우리 몸속 면역세포들과 싸우다가 돌연변이가 태어나고, 그게 장기적으로 누적되면 암세포가 생길 수 있다. 게다가 미세먼지는 한번 들어가면 폐 밖으로 배출이 잘 안 된다. 그래서 미세먼지가 있는 날은 마스크를 꼭 챙겨 쓰길 바란다.

방사선도 조심해야 한다. 매트리스에서 라돈이 검출되어서 시끄러웠던 적이 있는데, 라돈도 우리 눈에 안 보이는 방사성 물질로, 폐암을 일으키는 걸로 알려져 있다. 오래된 아파트 콘크리트나 암석으로 된 건물 혹은 땅의 갈라진 틈을 통해서 라돈이 방출된다. 특히 지하나 1층 등 환기가 잘 안 되는 곳에 살고 있다면 라돈의 영향을 받을 수 있으므로 자주 창문을 열어 환기하는 게 좋다.

요리할 때 발생하는 연기와 수증기도 각종 유해 물질을 방출한다. 그 연기가 황사나 미세먼지와 똑같은 영향을 미치므로 폐암의 원인이 될 수 있다. 그래서 특히 여성 중에 평생 흡연한 적이 없는데도 폐암에 걸리는 사람들이 있는데, 요리를 많이 하고 주방에서 긴 시간을 보내온 경우가 꽤 많다. 그래서 요리를 할 때는 환기를 잘해야 한다.

마지막으로 폐암에는 가족력도 있다. 가족 중에 폐암에 걸린 사람이 두 명 이상 있다면 검진을 해보는 게 좋다.

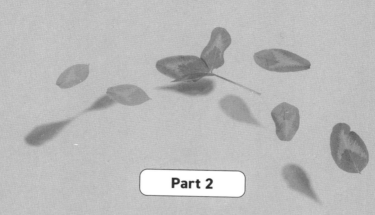

Part 2

무엇을 먹는지가
암의 유무를 결정한다

Chapter 1

폭증하는 암,
근본 원인은 이것이다

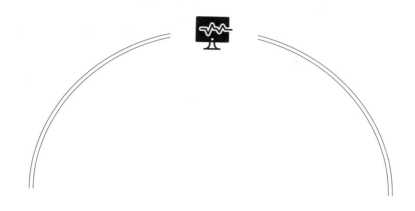

암 발병이 폭증하는 진짜 이유

우리나라에서 암 환자가 꾸준히 증가하고 있다. 보건복지부에 따르면 2021년 신규 암 발생자 수는 27만 7,523명으로 2020년 대비 2만 7,002명(10.8퍼센트) 증가했다. 의학이 발달하는데 왜 암 발병률은 더 높아질까? 의학이 발달하니까 오래 살아서 암에 걸릴 확률이 올라가는 것이다.

암의 제일 큰 원인은 노화다. 정상 세포가 늙어서 돌연변이를 제거하지 못하는 바람에 면역 체계가 떨어지면서 암세포가 태어나는 것이다. 그래서 의학이 발달하고 수명이 길어질수록 암 환자는 늘어날 수밖에 없다.

그렇다고 나이를 거꾸로 먹을 수도 없는 노릇 아닌가. 그래서 우리가 할 수 있는 최선은 내가 통제할 수 있는 요인들인 생활 습관과 식습관을 관리하는 것이다. 나이를 먹는 건 어쩔 수 없더라도 암에 걸릴 확률을 조금이라도 줄이기 위해 노력하자는 것이다.

또 암은 만성 염증과 당뇨 그리고 높은 당 수치와 밀접한 관계가 있다. 미국 암 학회에 따르면 만성 염증과 고혈당증이 지속될 경우 암세포를 자극해서 증식시킨다고 한다.

만성 염증은 옷의 첫 단추와 같다. 염증이 생기면 우리 몸 안에서는 그걸 복구해야 한다. 급성 염증이나 몇 번의 염증 정도는 금방 극복하지만, 염증이 만성적으로 지속되면 우리 인체 세포도 나가떨어지게 된다.

어릴 때부터 해왔던 축적된 습관이 만성적으로 염증을 불러일으키고 내 혈관을 나쁘게 만든다. 온몸을 돌아다니는 내 몸의 혈관들이 안 좋아지면 그 혈관을 통해 먹고사는 세포 기관들이 다 죽어 나간다. 그 결과 암세포가 태어나는 것이다. 이게 다 연쇄적으로 일어나는 일들이다.

당 성분이 핏속에 계속 있다 보면 피가 끈적끈적해지듯,

만성 염증도 혈관이 두꺼워지게 만든다. 이렇게 되면 암세포가 태어나기 딱 좋은 환경적 조건으로 바뀌게 된다. 염증이 퍼질 수 있는 통로가 바로 혈관인데, 염증이 혈관을 타고 돌아다니며 정상 세포를 공격한다. 그 과정에서 당뇨가 생기고 고혈압이 되며 돌연변이인 암세포가 태어난다. 그래서 만성 염증은 만병의 근원이다.

단맛의 유혹, 당 섭취가 암을 부른다

우리가 오래 살면서 제일 가까이 할 확률이 높은 음식이 당이 많은 음식이다. 사람들이 잘살게 되면 미식에 대한 욕구가 올라간다. 옛날에는 단순히 배를 채우기 위해 먹었다면 현대에는 허기를 채우는 것 이상의 맛있는 디저트를 찾아 먹는다. 이처럼 당을 많이 섭취하는 식습관이 당뇨 환자를 늘리며 많은 암을 유발하고 있다.

당과 만성 염증은 짝꿍이다. 이 둘은 서로 빼놓고 말할 수 없다. 만성 염증이 계속되면 당이 올라가고 당뇨에 걸린다. 그래서 당을 조심하라고 하는 것이다.

당 수치가 급격하게 오르면 췌장에 있는 인슐린이 당 수치를 낮추려고 노력한다. 그런데도 당이 계속 들어오면 췌장이 지쳐서 나가떨어진다. 그 결과 인슐린 저항성이 계속되다 보면 당뇨가 되고, 조금만 먹어도 혈당 조절이 안 된다.

그러면 혈관 자체에 손상을 입어서 혈관이 다치는 상황이 되고, 그러다 보면 우리 몸 안에서 미세한 모세혈관부터 망가지기 시작한다. 시력이 떨어지고 발끝 감각이 떨어지는 등 몸에서 멀리 있는 모세혈관들이 담당하는 손, 발끝, 눈(시력)과 같은 신체 말단 기관부터 문제가 생긴다. 결국에는 내 몸 안의 큰 장기까지 다 망가진다.

액상과당이 나쁘다는 건 앞에서도 강조했다. 액상과당은 인위적으로 만든 당으로 과일 주스나 탄산 음료, 이온 음료에 많이 들어가 있다. 액상과당이 들어간 음료는 혈당 수치를 굉장히 많이 올리기 때문에 음료수는 안 마시는 게 좋다.

그냥 물이 가장 좋다. 하루에 물 한 잔도 안 마시는 사람이 있는데, 물을 너무 안 마시면 혈액이 걸쭉해진다. 혈액이 걸쭉해지는 것 자체가 혈관에 상처를 주는 것이다. 그렇기 때문에 물을 챙겨서 마시는 습관을 가지는 게 좋다. 상식적으로 물을 많이 마시면 혈액에 끈적끈적한 점성이 묽어지면서 정화하는 효과가 있다. 그렇다고 물을 과도하게 마셔도 세포가 불어 터지면서 삼투압 조절 작용 저하로 이어지므로 좋지 않다. 적당한 물의 양은 하루 1.5~2리터다.

암이 싫어하는 환경을 만들자

당 수치를 나도 모르게 올리는 습관이 있다. 양치질을 많이 안 하면 당뇨에 걸릴 확률이 높다. 반대로 양치질을 하루에 세 번만 해도 당뇨에 걸린 발병률이 8퍼센트 이상 낮아진다는 연구 결과가 있다. 왜 그럴까?

양치질을 안 하면 치주염 같은 게 생길 수 있는데 그게 진행되면 염증이 생긴다. 잇몸에 염증이 생기면 또 혈관으로 연결된다. 그렇게 되면 입안에 만성 염증이 생기고 구강의 위생 상태가 나쁜 채로 방치되면 당뇨가 발생할 확률이 올라간다. 따라서 양치질을 하루 세 번 하는 게 좋다.

그 외에 가공육에도 첨가 물질이 많고 이런 물질이 대부분 발암 물질이기 때문에 피하는 게 좋다. 붉은 고기도 하루에 100g 이상 안 먹는 게 좋다.

살찌는 음식을 경계하고 소식하도록 노력해야 한다. 많이 먹으면 지방 세포로 축적되고 지방 세포가 많이 쌓이면 몸에서 '사이토카인'이라는 물질이 분비된다. 이 물질은 만성 염증 작용을 활성화한다. 하지만 살이 찌는 것 자체가 만성 염증을 스스로 불러일으키는 일이다.

소식을 하라고 하면 극단적으로 절식을 하거나 단식을 반복하는 사람이 있다. 하지만 뭐든지 적당한 게 좋다. 음식을 너무 안 먹으면 근육이 손실된다. 지방 세포에서 사이토카인이라는 염증을 일으키는 물질을 분비한다고 했는데, 근육 세포에서는 그것에 대항하는 '마이오카인'이라는 물질을 분비한다. 이 물질은 항염 작용을 하기 때문에 만성 염증에 대항하는 좋은 물질이다. 따라서 무리한 다이어트는 금물이다.

내 몸 상태를 암이 싫어하는 환경으로 만드는 식습관을 갖자. 염증을 최소화할 수 있는 좋은 음식 중 하나가 오메가3가 많이 포함된 음식이다. 대표적으로 등푸른생선, 들기름, 들깨, 견과류에 오메가3가 많이 들어 있다. 다만 견과류의 경우에는 공기가 닿아서 산패되면 발암 물질이 나오므로 유통기한이 지나서 쩐 냄새가 나면 먹지 말아야 한다.

오메가3가 혈관에 좋다고 해서 고지혈증을 앓는 환자들

이 병원에서 약을 처방받는 대신 오메가3만 복용하는 경우가 있다. 하지만 오메가3는 내 몸이 건강할 때 예방으로 챙겨 먹는 것일 뿐 고지혈증이나 혈관 질병이 있으신 사람은 처방받은 약을 더 중요하게 복용해야 한다.

두 번째로 좋은 음식은 베리류다. 체리, 블루베리, 아사이베리 등의 베리류에는 항산화 물질인 폴리페놀이 풍부한데, 약간 쓴맛이 날수록 폴리페놀 성분이 많다. 베리류가 좋다고 해서 블루베리 주스나 블루베리 요거트를 먹으면 안 된다. 이런 식품은 거의 설탕 덩어리이기 때문에 오히려 독이 될 수 있다. 가능하면 생과일로 섭취하자.

설포라페인 성분이 풍부한 브로콜리, 양배추 같은 채소도 좋다. 설포라페인 역시 항산화 작용을 한다. 이런 식품은 혈관에도 좋고 염증 반응에 굉장히 좋은 음식이다.

다크 초콜릿도 괜찮은 식품이다. 다크 초콜릿에도 폴리페놀 성분이 많이 들어 있다. 다만 카카오가 70퍼센트 이상 함유된 다크 초콜릿이어야 한다. 당이 적은 다크 초콜릿은 혈관의 염증 반응에 좋다.

일상 속 작은 습관이 만드는 큰 변화

지금까지 당부한 것들은 일상생활에서 조금만 관심을 기울이면 지킬 수 있는 일들이다. 오늘도 내 혈관에 만성 염증을 가하고 있지는 않았는지 한번 되돌아보자. 사소한 습관을 조금만 더 지켜주면 한 걸음 더 건강해질 것이다.

물론 암은 교통사고처럼 내 의지와 상관없이 걸리는 경우도 많다. 교통법규를 잘 지켰는데 건너편에서 건너오는 음주운전 차량이 돌진하면 막을 방법이 없지 않겠는가. 마찬가지로 건강한 것만 먹고 잠도 잘 자고 규칙적인 운동도 했지만 암에 걸릴 수도 있다.

내가 컨트롤할 수 있는 범위는 60퍼센트 정도다. 60퍼센트를 최선을 다해도 나머지 환경적인 요인이나 유전에 의해 암에 걸릴 수도 있다. 하지만 원망해서 변하는 건 없다. 그냥 빨리 받아들이고 치료에 전념하는 게 가장 좋다.

결국에는 건강 검진을 통한 조기 발견이 중요하다. 우리나라처럼 간단하게, 그리고 비교적 저렴한 가격으로 초음파 진료를 받아볼 수 있는 나라가 흔치 않다. 이 좋은 의료 환경을 꼭 누리길 바란다.

Chapter 2

반드시 멀리해야 할
음식들

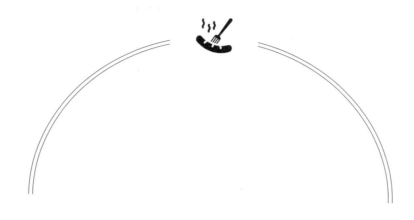

암이 걱정된다면 이 음식은 당장 끊어라

우리 몸에 해줄 수 있는 일 중에서 제일 중요한 것은 몸에 좋은 걸 먹는 것이다. 음식은 내 몸을 유지하고 살아가는 데 필수 요소이므로 제일 쉽게 해줄 수 있는 것이 식습관이다. 국제암연구소에서도 암 유발 원인 중에 30퍼센트가 음식과 연관되어 있다고 밝혔다. 나머지 30퍼센트는 술, 담배, 유전, 환경 등이다. 그러므로 60퍼센트는 내가 스스로 조절할 수 있는 요인이다. 절반이 넘는 확률로 내가 잘 조절만 하면 암에 안 걸릴 수 있다는 말이다.

WHO에서 발암 물질로 분류해놓은 음식들이 있다. 이것들은 전 세계에서 다 통용되고 증명된 것이다. 지금부터 소개해보겠다.

1. 가공육

1군 발암 물질은 100퍼센트 암을 유발한다고 보면 되는데 햄이나 소시지 같은 가공육이 바로 그것이다. 색깔이 핑크색일수록 방부제나 첨가물이 많이 들어갔다고 생각하면 된다. 먹을 게 정말 없어서 굶어 죽을 지경이라면 모를까 이런 식품을 굳이 찾아 먹을 이유는 없다. 잠깐의 행복을 위해서 내 목숨을 위협하는 일은 하지 않았으면 좋겠다.

나는 환자들에게 항상 식습관의 중요성을 강조하기 때문에 나도 떳떳하기 위해 좋은 식습관을 유지하려고 노력한다. 그래서 내가 제일 안 먹는 음식이 가공육이다. 명절이 되면 가공육이 든 선물 세트를 많이 받는데 집 창고에 그대로 쌓여 있다. 우리나라 사람들이 좋아하는 부대찌개에는 온갖 종류의 가공육이 다 들어가기 때문에 한때 부대찌개를 좋아하던 나는 이 또한 과감히 끊었다. 부대찌개는 나트륨 농도가 높은 것도 문제다. 명절 선물을 계획하고 있다면 스팸은 장바구니에서 빼면 좋겠다.

2. 젓갈

젓갈도 위험한 음식이다. 우리나라 사람들이 젓갈을 참 좋아하기 때문에 슬픈 소식일 수 있다. 그러나 오해하지 말자. 젓갈 자체는 죄가 없다. 다만 젓갈을 추출해서 가공하는 과정에 들어가는 첨가물이 문제다.

옛날 우리 조상들이 자연 물질만으로 젓갈을 만들었을 때는 문제가 없었을 것이다. 그런데 요즘에는 공장에서 가공하면서 방부제 같은 게 많이 들어가기 때문에 문제가 된다. 그래서 만약 젓갈을 진짜 먹고 싶다면 성분명을 한번 보길 바란다. 식품 첨가물의 개수가 많을수록 '발암 물질이 많구나'라고 생각하면 된다. 반대로 식품 첨가물의 개수가 적으면 '이 제품은 그래도 괜찮은 젓갈이구나'라고 생각하고 비싸더라도 차라리 그런 젓갈을 사는 게 좋을 것이다.

나트륨 함량이 높은 음식은 짜기 때문에 밥을 많이 먹게 되는 것도 문제다. 특히 흰밥은 단당류다 보니 혈당이 너무 높아지는 역효과가 생긴다. 스팸과 흰밥의 궁합이 좋다고 생각할지 모르겠지만 우리 몸에서 보면 최악의 궁합이다.

3. 민물회

민물회도 조심하자. 민물고기에는 기생충이 많기 때문이다. 민물은 기생충이 살아남기 좋은 환경이라서 바닷고기와 달리 민물고기는 기생충 덩어리라고 해도 과언이 아니다. '간디스토마'라는 걸 들어봤을 것이다. 다른 말로 '간흡충증'인데 이 기생충이 우리 몸속에 들어가면 담관이나 간에 기생한다. 이것은 CT를 보다 보면 드물지 않게 찾아볼 수 있는데, 기생충이 기생하는 담관이 쫙 늘어져 있다. 간 디스토마가 담관암과 관련이 있다는 것은 증명된 사실이다.

뭐든지 익혀서 먹으면 안전하다. 그래서 바다회를 제외하고는 반드시 익혀서 먹으라고 권한다. 민물낚시를 해서 회를 쳐서 먹는 사람들이 있는데 정말 위험한 행동이다. 반드시 끓여서 매운탕으로 먹길 바란다. 안 그러면 기생충을 그냥 생으로 먹는 것이라고 봐도 무방하다.

4. 뜨거운 음식

2군 발암 물질은 다시 2A와 2B 그룹으로 나뉜다. 2A 그룹은 인체 실험은 안 했지만 동물 실험에서 증명된 것으로 50퍼센트는 암에 영향을 미친다고 보면 된다. 2B 그룹은 동물 실험에도 아직은 증명은 안 됐지만 30퍼센트 정도로 암에 영향을 미친다고 본다.

2A 그룹 발암 물질에는 65도 이상의 뜨거운 음식이 있다. 우리나라 사람들이 뜨거운 음식을 좋아하는데 뜨거운 것 자체가 발암 물질이다. 뜨거운 국물을 그냥 마시면 식도 점막을 파괴하므로 식도암에 걸리기 쉽다.

5. 튀긴 음식

튀긴 음식도 2A 그룹 발암 물질로 꼽히므로 멀리하자. 호프집에 가면 뻥튀기나 튀김을 많이 먹는다. 그런 음식은 계속 손이 가서 많이 먹게 된다. 그런데 튀긴 음식에는 트랜스 지방이 들어 있다. 트랜스 지방은 우리 몸에 들어오면 혈관 속에 축적된다. 그래서 혈관이 막히면 세포들이 산소를 공급받지 못해 죽어 나간다. 혈액순환이 원활하게 안 돼서 심혈관계 질환도 걸리기 쉽다. 그래서 시중의 식품에는 트랜스 지방이 의무적으로 표시되어 있다.

6. 술

우리나라가 음주 문화에 관대한 게 굉장히 심각한 문제

다. 2018년에 《란셋Lancet》이라는 의학 학술지는 술에 대해서 "한 잔도 안전하지 않다. 제일 안전한 것은 0잔이다"라고 했다. 엄밀히 말하면 술은 입도 대면 안 된다.

'프렌치 패러독스French Paradox'라고 해서 프랑스 사람들은 와인을 그렇게 많이 마시는데 심혈관계 질환이나 사망률이 낮다는 말이 있다. 적포도주를 많이 마셔서 프랑스 사람들이 건강하다는 설이 돌았지만, 이건 사실이 아닌 것으로 판명됐다. 프랑스 사람들이 적포도주를 많이 마시긴 하지만 알고 봤더니 채소를 정말 많이 먹어서 알코올의 부정적인 영향이 상쇄된 것으로 드러났다. 그러니까 술은 술이었던 것이다. 와인 한 잔은 괜찮다는 말도 사실이 아니다.

7. 당이 많은 음식

설탕이 들어간 음료수와 음식은 독이라고 생각해야 한다. 요즘 탕후루처럼 단 것이 너무 많다. 어릴 때부터 단것을 많이 먹으면 그 맛에 둔감해진다. 그래서 예전에 먹었던 것보다 더 단 걸 먹어야 하고, 그러다 보면 만성적으로 고혈당이 된다. 그러면 우리 피가 당이 높은 상태로 유지되어 염증 상태로 이어진다. 만성 염증 상태로 이어지면 장기적으로 봤을 때

암과 연관이 된다. '암이 먼저냐, 고혈당이 먼저냐'라는 말이 나올 정도로 암과 당은 떼려야 뗄 수 없는 관계다.

한 번에 끊을 수 없다면 조금씩 줄여나가자

이렇게 말하면 항상 나오는 말이 있다.

"아니, 그럼 도대체 뭘 먹고 살란 말입니까? 선생님은 뭘 먹고 살아요?"

그래서 나는 소식을 한다. 국제암연구소에서 말하는 발암 물질들은 그 물질 자체에 대해 연구한 것이고, 그것들의 양에 대해 연구한 건 아니다. 그래서 이런 것들을 너무 먹고 싶다면 조금씩 먹으면 된다.

예를 들어 자외선 같은 경우에도 발암 물질이다. 그렇다고 한평생 그늘 속에 살 수는 없지 않겠는가. 자외선을 적당히 피하고 즐기기도 하면서 살면 되는 것이다. 음식도 마찬가지로 발암 물질로 등록돼 있어도 아예 금할 수 없다면 조금만 먹고 줄여나가면 된다. 하지만 그게 나쁘다는 것을 알고 먹는 것과 모르고 먹는 것에는 큰 차이가 있다. 나쁘다는 걸 알아야 자제하게 되기 때문이다.

그런 음식을 많이 먹을수록 위험도가 올라가기 때문에 소
식을 한다 생각하고 되도록 좋은 음식을 챙겨 먹자.

항상 기본은 건강한 식습관과 생활 습관이다. 마지막으
로 위암에 걸리지 않는 좋은 식습관으로 규칙적인 식사도 중
요하다. 우리 몸은 사이클이 있기 때문에 끼니에 맞춰 식사를
해야 한다. 불규칙한 식사를 하면 우리 몸에 호르몬의 불균형
이 일어난다. 야식은 반드시 피하자. 야식을 하면 우리는 자
고 있지만 내장 기관은 일하느라 바빠지고, 그것 자체가 스트
레스가 된다. 내가 잘 때는 내장 기관도 같이 재워야 한다.

Chapter 3

의외로 암을 유발하는 음식

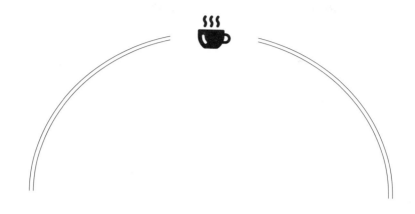

커피에 발암 물질이 들어 있다?

시장조사기관 유로모니터에 따르면, 우리나라 커피 시장 규모는 2021년 기준 43억 달러로 미국(261억 달러)과 중국(51억 달러)에 이어 세계 3위다. 미국과 중국의 땅덩어리를 생각해보면 한국 사람들이 얼마나 커피를 많이 마시는지 알 수 있다. 그래서 커피와 건강의 관련성에 대해서도 관심이 많다.

커피 자체는 우리 몸에 해롭지는 않다. 커피에는 항산화 물질이 많이 들어 있다. 폴리페놀도 있고 클로로제닉산이라는 유명한 항산화 성분도 많이 들어 있다. 그런데 원두를 약배전을 하면 항산화 물질이 잘 나오다가 로스팅을 점점 더 많이 하게 되면 사라진다. 그리고 발암 물질이 나오기 시작한다. 이런 발암 물질에는 벤조피렌과 아크릴아마이드가 대표적이다.

《국제 역학 학술지International Journal of Epidemiology》에서 연구한 결과, 커피를 하루 평균 네다섯 잔 마시는 사람들은 심혈관계 질환이나 모든 암으로 인한 사망률이 유의미하게 떨어졌다고 한다. 두세 잔 마셔도 좋은데 오히려 네다섯 잔 마신 사람들의 사망률이 더 떨어졌다고 되어 있다.

2018년에 미국 캘리포니아 법원에서 스타벅스 음료 잔에 '커피는 암을 일으킬 수 있다'는 경고문을 표시하라는 판결을 내려서 발칵 뒤집어진 적이 있다. 그러나 2019년, 캘리포니아 환경보건위험평가국OEHHA은 커피에 포함된 아크릴아마이드의 양이 암을 유발할 만큼 충분히 높지 않다고 판단해, 이 경고문을 붙일 필요가 없다고 결정했다.

이를 계기로 커피가 발암 물질이라는 주장의 영향력이 확 떨어졌다. 하버드대학교 연구에서도 커피가 전립선암 발병률을 낮춰줬다는 결과를 발표한 바 있다. 그 외에도 위암을 비롯해 대장암, 유방암, 간암 등 거의 모든 암의 발병률을 커피가 오히려 낮춰준다는 연구 결과가 많다.

대신 카페인을 많이 먹으면 안 좋다는 건 상식이다. 카페인에는 각성제 효과가 있기 때문에 많이 먹을수록 맥박이 빨라지고 혈압이 올라가며 심장이 뛰어서 가슴도 두근거린다. 이렇게 되면 몸에 무리가 가므로 카페인은 절대 과도하게 섭취하면 안 된다. 성장기 어린이들은 카페인을 먹으면 안 되고, 어른 같은 경우에는 하루 권장량이 400mg이라고 되어 있다. 이 양은 커피 두 잔 정도다.

사실 현대인이 카페인을 피하기는 힘들다. 하지만 카페인의 각성 효과로 인해 수면에 방해를 받는다면 반드시 줄여야 한다. 잠을 못 자는 것도 모든 암의 근본적인 원인이 된다는 걸 잊지 말자.

커피를 마시는 방법을 바꿔보자

커피는 죄가 없다. 다만 탄 커피는 발암 물질이다. 탄 커피가 뭘까? 로스팅, 즉 원두를 달달 볶는 것을 말한다. 로스팅을 7~8분 정도 한 것을 '라이트light'라고 하고 로스팅을 11분 이상 한 것을 '다크dark'라고 하는데, 로스팅 시간에 따라 커피 맛이 달라진다. 가벼운 로스팅 맛은 보통 신맛을 띠고, 조금 더 오래 로스팅하면 단맛도 생기기 시작한다. 그보다 더 오래 로스팅을 하면 쓴맛이 느껴진다.

그래서 커피를 마시고 싶다면 다크 로스팅을 피하길 바란다. 나는 요즘 커피 체인점보다는 개인 커피숍에서 정성스럽게 내린 드립 커피를 즐겨 마신다. 특히 종이 필터를 통해 걸러내는 드립 커피는 '카페스테롤'이라고 하는 커피 자체의 콜레스테롤도 걸러주는 효과가 있다.

드립 커피를 파는 카페에 가면 "신맛이 좋으세요, 쓴맛이 좋으세요?"라고 묻는 경우가 많다. 이때 "신맛 주세요"라고 하면 된다. 이런 커피를 마시면 항산화 물질과 함염증 반응을 일으키는 좋은 물질을 같이 마시는 셈이다.

"신맛이 나는 커피는 취향이 아닌데 어쩌죠?"

탄 커피에 발암 물질이 있다고 하지만 너무 많이 마시지 않는다면 걱정할 필요는 없다. 발암 물질의 악영향은 노출량과 비례하기 때문에 적당히 마시는 건 그리 걱정할 필요가 없다. 하지만 되도록 신맛의 커피를 시도해보고 취향을 바꿔보길 권한다.

나는 환자들에게 쉽게 생각하라고 한다. 커피를 마신 후 마음이 상쾌해지고 기분이 좋아진다면 마시고, 커피를 마신 후 심장이 뛰고 기분이 나쁘다면 마시지 말라고 한다. 커피는 개인의 취향으로 택해도 될 문제다. 로스팅을 비교적 적게 한 커피, 종이 필터로 거르는 드립 커피는 오히려 몸에 좋다.

다만 과도한 커피 섭취는 카페인의 섭취량과 비례해 역효과를 낼 수 있으므로 조심해야 한다. 하루 두 잔 정도가 성인의 카페인 허용치라는 걸 잊지 말자. 이 또한 권장량일 뿐 카페인에 민감한 사람은 자신에게 맞게 제한해야 한다.

믹스커피는 금물!

주의할 점! 여기서 말하는 커피의 기준은 에스프레소나 원두커피를 말하는 것이며 믹스커피는 해당하지 않는다. 실제로 한 환자에게 커피는 한두 잔만 마시라고 권유했고 잘 실행하고 있다고 했다. 그런데 당 수치가 조금 높게 나오기에 혹시나 해서 "커피, 아메리카노 드시는 거 맞나요?"라고 물었더니 "믹스커피죠"라고 하는 게 아닌가.

믹스커피도 똑같은 커피라고 생각하는 사람이 있는데, 절대 그렇지 않다. 믹스커피에는 설탕이 많이 들어가기 때문에 많이 마시면 당 수치가 올라가고 혈관을 막을 수 있다. 그래서 커피는 아메리카노만 마시기를 권한다.

커피는 내가 행복하려고, 혹은 일이나 공부를 열심히 하려고 마시는 것 아닌가. 결국 나 자신을 위해 마시는 것이므로 내 건강을 해치면서까지 마시는 건 의미가 없다. 이 점을 명심하고 이로운 방향으로 커피를 마시자.

Chapter 4

그래도 어렵다면,
탄수화물과 당을 기억하라

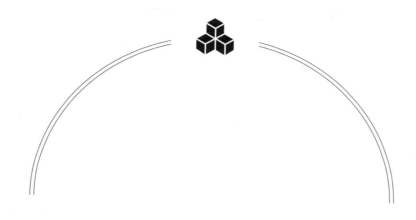

암 유전자도 습관으로 바꿀 수 있다

우리나라 통계청에 따르면 암 환자 전체 생존율은 15년 전에 비해 26퍼센트 이상 올랐다. 그만큼 의학이 발전했다. 불과 몇십 년 사이에 CT와 MRI가 도입되면서 우리 인체를 샅샅이 볼 수 있게 되었고 조기 진단도 늘었다.

그렇지만 한국인의 사망 원인 1위는 여전히 암이다. 암은 아직 현대 의학이 정복하지 못한 인류의 과제로 남아 있다. 요즘에는 '중입자 치료'라고 해서 탄소입자를 이용한 방사선 치료 얘기도 나오고 있지만, 아직 실험 단계에 불과하다. 그러나 희망이 커진 것은 분명하다. 예전에는 암에 걸렸다고 하면 거의 사형 선고였지만 요새는 그렇지 않다. 일찍 발견만 하면 치료할 수 있는 가능성이 커졌다.

'유전 소질genetic susceptibility'이라는 말이 있다. '유전 감수성'이라고도 하는데, 질병 발생 위험이 유전적으로 타고난 것이다. 술, 담배도 안 하고 운동도 하고 열심히 채식 위주로 먹었는데 젊은 나이에 암에 걸려서 너무 억울하다는 사람이 있다. 이런 경우 암에 대한 유전 소질이 있다고 말할 수 있다. 하지만 이것도 얼마든지 바꿀 수 있다.

WHO에 따르면 암의 원인은 30퍼센트가 음식이고 30퍼센트는 술과 담배다. 5퍼센트만이 환경과 유전이다. 일단 60퍼센트의 확률은 내 노력으로 막을 수 있다는 뜻이다. 유전 소질을 가지고 태어났더라도 그것을 좋은 식습관과 생활 습관으로 덧칠하면 내 운명을 바꿀 수 있다.

암이 좋아하는 음식은 쉽게 말해 달달한 음식이다. 암세포들은 탄수화물과 당류를 영양분으로 자라기 때문에 달달한 음식이 들어오면 기하급수적으로 자란다. 암세포가 없는 상황에서는 그게 크게 문제되지 않을 수 있다. 그런데 만약 암세포가 자리를 잡았는데 그것도 모르고 당이 많은 음식을 잔뜩 먹는다면? 암세포를 내 손으로 키워주는 셈이 된다.

막연하게 당이라고 이야기하면 와닿지 않을 텐데, 탄수화물, 즉 단순당으로 이루어진 디저트 같은 음식을 피해야 한다. 탄수화물 중에서 짜장면, 케이크, 빵 등 밀가루 음식을 피한다고 생각하면 쉽다. 이 모든 것이 혈액에 들어가서 당 수치를 폭발적으로 증가시키기 때문이다.

암이 좋아하는 음식

무엇보다 먹는 것이 중요하다. 암이 좋아하는 음식만 피해도 암 발병률을 줄일 수 있다.

특히 콜라 같은 경우는 당도 많이 들어 있지만 캐러멜 색소도 들어 있다. 캐러멜 색소는 유전자 돌연변이를 일으키기 때문에 암세포가 더 잘 태어나게 만든다. 실제로 쥐를 가지고 실험한 것에서도 콜라에 들어 있는 캐러멜 색소가 암세포를 빨리 태어나게 만들고 돌연변이 숫자도 증가시켰다.

그러면 제로콜라를 마시면 되지 않을까? 제로콜라에는 설탕이 없는 대신 아스파탐과 같은 인공 감미료가 들어가 있을 수 있다. 아스파탐은 최근 국제암연구소에서 분류한 암을 유발하는 2군 물질 중 2B 그룹에 들어갔다. 이 말은 아스파탐이 암을 유발할 수도 있고 아닐 수도 있는 애매한 물질이라는 뜻이다. 아직 논란이 있는 상태인 것이다. 여러 번 말했듯 발암 물질이라고 해도 그 위험성은 노출량에 비례하기 때문에 조금 먹는 것은 크게 문제되지 않는다. 그러니 콜라를 끊기가 너무 힘들다면 제로콜라를 조금만 마시자. 그리고 혹시 모를 위험을 피하기 위해서는 서서히 줄여나가는 게 좋다.

한국 음식에는 설탕이 많이 들어간다. 설탕이 많을수록 혈당을 올린다. 혈당이 과도하게 올라가면 췌장이 그것을 조절하는 역할을 하는데, 한국인은 유전적으로 췌장이 약하다. 그래서 당뇨에 많이 걸린다. 우리나라 30대들의 30퍼센트가 공복혈당 장애가 있다. 공복혈당 장애는 방치하면 당뇨병으로 발전할 가능성이 높다. 피 검사를 받아보고 공복혈당이 높게 나온다면 당장 식습관을 바꿔야 한다.

먹지 말라는 음식이 사실 너무 맛있다는 걸 안다. 하지만 노력하면 끊어낼 수 있다. 나도 예전에는 커피를 마실 때 달콤한 커피만 마셨다. 아메리카노는 쓰기만 하고 무슨 맛으로 마시는지 몰랐다. 20대에는 공부를 많이 한다는 핑계로 단것을 달고 살았다. 그런데 피 검사를 해보니 공복 혈당이 높게 나왔다. 게다가 당뇨 전단계인 내당능 장애를 겪은 후 단것을 멀리하게 되었다. 갑자기 다 끊는 건 어렵다는 걸 안다. 그러니까 조금씩 줄여나가는 것부터 시작하자.

견과류는 몸에 좋은 음식으로 알려져 있고 나도 참 좋아한다. 진료를 보다가 출출할 때 소량 포장된 견과류를 즐겨 먹는다. 그런데 유통기한이 지난 오래된 것은 먹지 말아야 한다. 오래되어 공기와 맞닿은 견과류에는 아플라톡신이라는 곰팡이 독소균이 생길 확률이 많이 올라가는데, 이 아플라톡신이 발암 물질이기 때문이다. 아플라톡신은 우리나라 사람들의 간암 발생에 상당 부분 기여하는 것으로 알려져 있다.

아플라톡신이 생겼다는 건 어떻게 알 수 있을까? 오래된 견과류에 쩐내가 난다면 곰팡이균에 감염됐을 가능성이 크다. 그래서 그럴 때는 과감히 버려야 한다. 시중에 파는 볶음 땅콩 가루 등에서도 이 물질이 나올 수 있다. 땅콩 가루는 땅콩을 분쇄해서 볶은 것이다. "볶으면 독소가 사라지지 않나요?"라고 하는데 그렇지 않다. 아플라톡신은 온도가 280도가 넘어야 소멸되기 때문에 웬만한 온도에서는 그 독소가 사라지지 않는다.

옛날에 우리나라가 못 살 때는 몸보신을 해야 한다고 고기를 많이 먹었지만, 사실 요즘은 고기를 너무 많이 먹는 게 문제다. 특히 직화로 구워 먹는 것이 위험하다. 고기를 굽다 보면 태우는 경우도 많은데 이때 발암 물질이 나온다. 특히 가공육의 위험에 대해서는 앞에서 여러 번 강조했다. 실제로 고기류를 매일 50g 이상 먹으면 직장암 발병률이 확 올라간다고 알려져 있다.

가랑비 옷 젖듯 좋은 음식을 늘려가자

브로콜리, 시금치, 녹황색 채소 등에는 카로티노이드 같은 항산화 물질이 많다. 우리 세포들은 매일 활성 산소와 싸우고 있다. 활성 산소가 많이 나오면 세포가 빨리 늙어 죽기 때문이다. 그런데 항산화 물질을 많이 먹으면 활성 산소를 줄일 수 있다. 그래서 우리 세포들이 힘을 낼 수 있다.

밥을 먹을 때 혈당 수치를 급격하게 올리지 않으려면 잡곡류를 섞어 먹는 게 좋다. 흰쌀밥은 맛있긴 한데 혈당 수치를 크게 올린다.

우유는 어떨까? 어떤 논문에서는 우유가 암을 유발한다고 했지만, 권위 있는 학회에서는 우유가 오히려 암에 도움이 된다고 한다. 무엇을 믿어야 할까? 나는 나름대로 무항생제 저지방 우유를 마시는 것으로 결론 내렸다. 우리나라 사람들이 비타민d와 칼슘이 부족하므로 우유는 마시는 게 좋다고 본다. 이것은 개인적인 의견이므로 많지도 적지도 않은 적당한 양의 섭취가 무엇보다 중요할 것이다.

콩도 좋은 식품이다. 콩에 들어 있는 이소플라본이 암 예방에 좋다고 알려져 있다. 콩은 유방암의 원인이 되는 여성호르몬을 흉내내지 않는 좋은 식물성 호르몬을 포함하고 있다. 건강하게 단백질을 섭취할 수 있는 수단이 콩이다.

암이 좋아하는 음식은 조금씩 줄여나가자. 하루에 일정량이라도 정해서 채소를 먹고 적절한 운동을 하자. 하루에 5~10분만 빠르게 걷거나 뛰어도 효과가 있다. 규칙적인 수면도 중요하다. 이 정도만 해도 중간은 갈 것이다.

세 살 버릇이 여든까지 간다는 말이 있듯이 어릴 때부터 좋아한 음식이나 습관을 하루아침에 고치기는 굉장히 어렵다. 그래도 이성을 가진 인간인 만큼 노력하면 바꿀 수 있다. 조금씩 고쳐 나가면, 점점 좋은 방향으로 변화할 것이다.

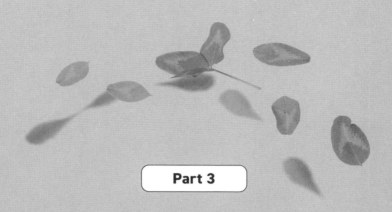

Part 3

여성의 몸, 제대로 알아야
암을 예방할 수 있다

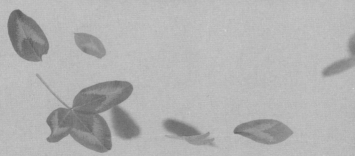

Chapter 1

유방암 폭증 원인은
이것 때문이다

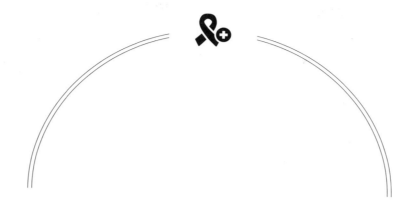

여성암 1위는 유방암

2002년부터 2008년까지의 OECD 국가별 유방암 발생 증가율을 분석한 결과, 한국이 1위를 기록했다. 여성 암 중에서 유방암이 1위로 실제로도 유방암 환자가 참 많다.

우리나라 사람들의 유방암 발병률이 높은 건 건강 검진을 잘 받는 것도 한 가지 요인이라고 본다. 검진에 대한 인식이 많이 개선되어서 소위 MZ세대가 검사를 많이 받으러 많이 온다.

유방은 노출된 기관이다 보니 암이 생기면 비교적 빨리

발견할 수 있다는 장점이 있다. 여성이라면 유방 초음파 검사를 기본으로 받는 경우가 많아서 조기 발견하는 경우가 많다. 그런데 유방 초음파는 우리 몸의 초음파 중에서 제일 어렵다고 해도 과언이 아니다.

초음파로 보는 유방의 속은 천의 얼굴을 하고 있다. 수유 중일 때 유방 속 모양이 다르고, 출산 후에도 다르다. 폐경기도 때도 유방 속 모양이 다르다. 그래서 비유하자면, 유방 초음파는 모래밭에서 바늘 찾는 것 같은 느낌이다. 숨어 있는 혹이 아주 많기 때문이다. 그래서 일단 암이 됐을 때는 발견하기 쉽지만 암이 될 수도 있는 아리송한 단계에서는 발견하기 쉽지 않다.

암세포는 주변 세포들을 먹어가면서 성장한다. 주변 세포들을 끌어당기기 때문에 삐죽삐죽하게 생겼다. 암세포를 가지고 있는 모든 종양은 뾰족뾰족해서 주변 기질들이 딸려 오는 듯한 모양을 띤다. 이렇게 변한 암세포는 발견하기가 쉽다. 그렇게 되기 전이지만 암이 될 것 같은 혹도 있다. 아직 뾰족해질락 말락 애매한 모양을 띤 혹은 그것을 판독하는 의사의 경험이 중요하다.

또 우리나라 여성들은 '치밀 유방'을 가진 경우가 많다. 치밀하다는 말은 촘촘하다는 뜻이다. 촘촘하기 때문에 숨어 있는 혹이 많아서 그것을 발견하기 어렵다. 그래서 안타까운 경우가 발생하기도 한다. 초음파 결과 '괜찮다'는 소견을 들었는데 뒤늦게 암이 발견되는 경우다.

여성호르몬과 관련된 유방암

에스트로겐이라는 여성호르몬과 유방암은 직접적인 관련이 있다. 유방암의 종류가 많은데, 그중에서 흔한 유방암이 에스트로겐 수용체 양성 유방암이다. 유방암 환자들의 80퍼센트가 여기에 해당하는데 호르몬을 잡아 끌어당겨서 결합하는 수용체가 있는 암이다.

에스트로겐이 몸 안에 있으면 수용체에 붙어서 암세포가 더 잘 태어나는 환경이 조성된다. 그래서 유방암 환자들이 치료를 할 때 에스트로겐 수용체를 방해하는 약물을 먹는다. 다행히 호르몬 수용체 양성 유방암은 예후가 좋다.

요즘은 점점 초경이 빨라지면서 내 몸에 에스트로겐을 맞이하는 시기도 앞당겨지고 있다. 폐경이 늦어도 에스트로겐에 오랫동안 노출되므로 유방암의 위험도가 올라간다.

임신을 하면 그 기간에는 에스트로겐이 억제된다. 에스트로겐에 대한 노출이 줄어드는 것이다. 모유 수유를 할 때도 에스트로겐 노출이 줄어든다. 모유 수유하는 동안에는 생리를 하지 않기 때문이다. 그래서 모유 수유를 1년 동안 하면 유방암의 위험성이 16퍼센트까지 감소한다는 연구도 있다.

임신을 한 후 장기적으로 봤을 때는 유방암 예방 효과가 있지만, 임신 및 수유 기간 자체만 놓고 보면 유방암을 비롯한 유방 질환의 발생률이 더 높으며, '임신과 관련한 유방암 pregnancy-associated breast carcinoma, PABC'은 진단이 지체되는 경향이 있다. 그래서 유방암에 걸렸거나 완치 판정을 받은 사람이라도 임신을 계획할 때는 의사와 상담을 하는 게 좋다.

피임약도 유방암의 위험성을 올릴 수 있다. 피임약은 고농도의 에스트로겐을 몸에 주입함으로써 배란을 늦추고 방해하는 역할을 하기 때문이다. 의사 처방에 따라 초저용량 에스트로겐을 복용하는 건 괜찮지만, 약국에서 파는 일반 피임약이나 폐경 후 호르몬 대체 요법 등은 장기간 복용 시 유의하는 게 좋다.

피임약이나 폐경기 때 먹는 호르몬제가 유방암과 관련이

없다고는 말할 수 없다. 그래서 호르몬제를 복용하는 경우 유방 초음파를 1년에 한 번은 하는 게 좋다. 다만 자궁 내 피임 장치나 인플라논 시술은 보통 프로게스테론 제제여서 유방 암과 직접적으로 관련이 없다고 알려져 있다.

유방암을 키우는 습관

서구화된 식습관으로 인한 비만도 유방암과 연관성이 있다. 왜냐하면 지방 세포에서 에스트로겐이 나오기 때문이다. 그래서 비만할수록 유방암의 위험성이 올라간다. 특히 폐경 후에 여성은 안 그래도 대사 기능이 떨어져 살이 더 잘 찌게 된다. 술을 많이 마셔도 유방암 위험이 올라간다. 이것을 입 증하는 논문도 많이 나와 있는데, 비음주자보다 음주자의 유방암 위험성이 거의 2배 높다고 한다.

의외로 유방암을 부르는 습관 중에 하나는 잠을 못 자는 것이다. 한번 생각해보길 바란다.

'내가 요즘 괜찮게 살고 있는가?'

여기에 대한 답은 '요즘 내가 잠을 잘 자는가?'를 물으면 찾을 수 있다. 고민이 많고 스트레스가 많으면 무조건 잠을 못 자게 돼 있기 때문이다. 잠을 잘 못 잔다면 몸이 건강하지 못한 길로 빠져들고 있는 것이다. 유방암은 잠을 잘 자는 것과 관련이 많다. 빛에 계속 노출돼서 잠을 설치고 수면 부족인 사람은 유방암의 위험성이 올라간다.

교대 근무같이 낮밤이 바뀌어서 피곤한 생활이 지속되는 경우도 마찬가지다. 예를 들어 일주일에 3번 이상 교대 근무를 하고 10시간 이상 힘든 근무를 하면 유방암 위험도가 80퍼센트까지 올라간다는 연구 결과도 있다. 그만큼 잠을 잘 자는 게 중요하다. 왜냐하면 잠을 잘 때 우리 몸을 지켜주는 멜라토닌이라는 호르몬이 나오기 때문이다. 멜라토닌이 나와야 우리 몸의 면역세포들이 잘 굴러간다.

스트레스도 유방암과 관련이 있다. 스트레스 지수가 높으면 유방암에 걸릴 확률이 올라간다. 미국에는 '심리종양학 Psycho-oncologist'이라는 학문이 있다. 정신 상태가 암과 밀접하다고 보고 이를 연구하는 심리학의 한 분야다. 이미 유방암에 걸린 경우도 재발이나 전이에 대한 스트레스를 많이 받는데 그런 걱정을 빨리 놓아버려야 한다.

스트레스를 많이 받으면 코르티솔이나 아드레날린이 많

이 분비되어 땀도 뻘뻘 나고 맥박도 올라간다. '내가 이러다 오래 못 살겠구나'라는 느낌이 올 때도 있다. 그럴 때는 심신의 안정을 위해 심호흡을 하거나 눈을 감고 가만히 있거나 기지개를 켜거나 하품을 해서 의식적으로 부교감 신경을 활성화하는 게 도움이 된다. 그런 행동을 함으로써 암 발병률이 1퍼센트라도 낮아진다고 생각하고 스트레스를 관리하자.

또한 염색과 파마를 많이 하면 유방암 발병률이 올라간다고 알려져 있다.

'염색은 머리카락에 하는데 유방암과 무슨 상관이지?'

이런 의문이 들 것이다. 그런데 과도한 염색과 파마 같은 시술을 하면 유방암 발병률이 올라간다고 한다. 염색약이나 파마약이 피부로 들어오고 혈관으로 흡수되기 때문에 유방암뿐 아니라 신장암과 방광암에도 영향이 있다는 연구 결과가 있다. 그래서 되도록 하지 않는 게 좋고, 흰머리가 나는 경우에는 천연 염색을 하는 게 낫다.

유방암의 원인에 환경 문제도 없지 않다고 본다. 코로나 팬데믹 이후 배달 음식을 굉장히 많이 먹고 일회용 용기를 많이 쓰는데, 이런 용기에는 미세 플라스틱과 환경 호르몬이 들어 있다. 음식이 따뜻한 상태로 플라스틱 용기에 담기면 이런 물질이 더 많이 나오게 된다.

환경 호르몬은 그 자체로 발암 물질일 뿐 아니라 이런 화학물질은 에스트로겐 유사 작용을 한다. 이는 체내에서 에스트로겐 수용체에 결합하여 유방 세포의 성장을 촉진해 유방암의 위험을 증가시킬 수 있다. 또 환경 호르몬은 체내 호르몬의 균형을 교란해 암의 발병 위험을 높인다.

그렇다고 유방암에 대해서 너무 막연하게 겁먹을 필요는 없다. 유방암 생존율이 많이 높아졌고 다른 암에 비해 생존율이 높은 편이기 때문이다. 무엇이든 극단적인 건 좋지 않다. 유방암에 걸릴까 봐 고기와 탄수화물을 아예 끊는 사람도 있는데, 그렇게 해서 스트레스를 받는 게 오히려 악영향을 끼친다. 몸에 좋은 것들을 하나씩 실천하면서 자연스럽게 살다 보면 유방암에 대한 걱정은 하지 않고 살 수 있을 것이다.

유방 촬영과 초음파는 반드시 둘 다 하라

국가 검진으로 유방 촬영 검사를 만 40세 이상부터 2년마다 하게 되어 있다. 이것은 가슴을 잡아당겨서 엑스레이를 찍는 검사다. 그런데 앞서 말했듯 우리나라 여성은 유방 치밀도가 높아서 엑스레이에서 유방암을 발견할 확률이 서양 여성에 비해 떨어진다. 우리나라 여성들의 70~80퍼센트가 치밀 유방을 가지고 있다.

서양 여성들이 가슴이 큰 이유는 유방에 지방이 많기 때문인데, 유방 조직의 지방층에는 암이 잘 안 생긴다. 지방층 바로 밑에 유방 실질 조직이 있는데, 그 실질 조직이 치밀하면 치밀 유방이라고 한다.

유방이 치밀하면 유방이 큰 거라고 착각하는 사람도 있는데, 치밀 유방과 사이즈는 전혀 관련이 없다. 치밀하다는 말은 숲에 비유하면 나무가 아주 빽빽하게 있는 것과 같다. 엑스레이를 찍어도 나무에 가려져서 작은 암세포가 있어도 잘 보이지 않는 것이다.

그래서 초음파를 통해 나무 하나하나를 직접 들여다봐야 한다. 그런데 초음파의 단점은 미세석회화 여부가 안 보인다는 것이다. 석회는 보통 유관 안에 생기는데, 아주 흔한 유방암의 한 종류가 유관암이다. 그래서 미세석회화는 유방암의 초기 사인이 될 수도 있다.

미세석회화는 왜 생기는 것일까? 우리 인체가 나이가 들면 세포 내에서 칼슘이 생긴다. 유방에서도 마찬가지로 세포들이 칼슘을 만드는데, 그걸 '양성석회화'라고 부른다. 양성석회화는 얼굴에 비유하자면, 나이가 들면서 생기는 주름 같은 거라고 생각하면 된다. 양성석회화는 한마디로 착한 석회화라고 부를 수 있다.

반면 미세석회화는 말 그대로 미세한 석회화라서 가루이며 나쁜 석회화일 가능성이 높다. 유방 조직들이 석회화 가루를 뿜어내는데, 석회 가루는 초음파에서 잘 안 보이고 엑스레이 촬영으로만 보인다. 유방에 암세포가 생기면 미세석회화를 잘 만들어내기 때문에 엑스레이에서 미세석회화가 있을 때는 유방암으로 발전할 가능성을 배제할 수 없다. 그래서 이 경우에는 초음파 검사도 꼭 해봐야 한다.

그런데 미세석회화에도 착한 미세석회화가 있고 나쁜 미세석회화가 있다. 이것도 유방의 혹과 마찬가지로 생긴 걸로 판단한다.

미세석회화가 군집을 이룬 경우에도 안 좋다. 왜냐하면 석회화가 어떤 한 유관과 같은 유방 조직 어딘가에 모여 있다는 뜻이기 때문이다. 1cm 범위 안에 모양이 나쁜 미세석회화가 모여 있다면 암일 가능성이 크다. 그럴 때는 석회화 조직 검사를 해서 확인해야 한다. 반면 미세석회화가 군데군데 하나씩만 있으면 착한 미세석회화일 확률이 높다. 그냥 일반 세포가 만들어낸 석회화인 것이다.

따라서 석회화가 있다고 다 제거할 필요는 전혀 없다. 미세석회화도 모양이 괜찮으면 1년 뒤에 다시 검사하면 된다.

이처럼 미세석회화로 시작되는 유방암이 있는 한편, 어떤 유방암은 혹으로 암이 시작되기도 한다. 따라서 엑스레이 촬영과 초음파 검사를 꼭 같이 받아야 한다. 엑스레이 촬영은 가슴을 누르기 때문에 너무 아파서 다시 안 찍으려고 하는 사람도 있는데, 석회화를 발견하는 방법은 엑스레이밖에 없으므로 포기하지 말고 꼭 하길 바란다.

유방 통증이 있으면 유방암일까?

유방암의 전조 증상은 없다. 암세포는 자기가 몸집이 커지기 위해서는 숙주인 인간에게 안 들켜야 한다. 그렇기 때문에 조용히 몸을 불려 나간다. 그래서 초기에는 증상을 전혀 일으키지 않는다.

유방에 통증을 느껴서 밤새 잠 못 자고 검색하다 병원에 달려오는 사람이 많다. 나에게 유방 초음파를 보러 오는 사람 10명 중 8~9명이 유방통으로 온다. 그러나 유방 통증은 암과 상관이 없다. 특히 치밀 유방이 많은 우리나라 여성들은 유방통을 겪는 경우가 많다.

앞서 치밀 유방을 나무가 많은 숲에 비유했다. 나무가 많은데 비바람이 불면 나무가 막 흔들린다. 반면 나무가 없으면 바람이 불어도 흔들릴 게 없다. 이런 것처럼 치밀 유방은 호르몬의 작은 변화에도 반응할 수 있다. 스트레스, 술, 담배 등에도 가슴이 반응해서 아플 수 있다. 그래서 유방통은 유방이 치밀할수록 많다.

유방암에 걸려서 통증을 느끼려면 염증성 유방암이어야 한다. 염증성 유방암은 속이 곪아서 고름이 나고 유방이 뻘겋게 붓고 감염된 것처럼 된다. 이런 경우가 아니라면 유방암은 증상이 전혀 없다.

그래서 암을 모르고 방치했다가 손으로 혹이 만져져서 병원을 찾는 경우가 많다. 그러나 혹이 만져져서 올 때는 이미 최소 2기인 경우가 많다. 따라서 아무것도 안 만졌을 때, 건강할 때 건강 검진을 꼭 받는 것이 중요하다.

유방암은 뒤통수를 잘 치는 암이다. 유방암에 걸린 후 5년 완치 판정을 받았다가 10년 뒤에 갑자기 뼈 전이로 나타나기도 하기 때문이다. 유방암에 한 번 걸렸다면 그 자체로 고위험군이 되기 때문에 반대쪽 유방에 대한 유방암 확률이 올라간다. 유방암은 전이도 잘되어서 임파선으로 전이되는 경우가 많은데, 그러면 임파선을 타고 온몸에 암세포가 퍼질 수 있다.

유방암은 진단 시기가 늦어질수록 재발과 전이가 높아진다. 반대로 빨리 발견할수록 재발과 전이 확률이 낮아진다. 그래서 0기에 발견하면 재발과 전이 확률도 거의 없다고 보면 된다.

반대로 늦게 발견하면, 예를 들어 3기 이상이라고 하면 보통 인접 장기를 암세포가 차지하게 된다. 4기는 암세포가 혈관을 타고 멀리 있는 장기까지 간 것이다. 뿌리를 많이 내린 암세포들이 곳곳에 있는 거라서 재발과 전이가 일어날 수밖에 없다.

0기의 경우는 암세포가 유관 또는 소엽 안에만 머물러 있는 것이다. 암세포가 유방 실질로 침범하지 않은 상태여서 치료가 쉽다. 그러나 이때는 초음파로 발견하는 게 어려운데,

유방암 세포가 주변 유방 실질을 침범하지 않아서 교묘하게 숨어 정상 조직과 비슷한 모양을 하고 있기 때문이다. 그러나 요즘에는 실력이 좋은 유방 전문 의사가 많기 때문에 0기에 도 얼마든지 발견할 수 있고, 그러면 무병장수 할 수 있다.

Chapter 2

유방암을
확실하게 찾는 법

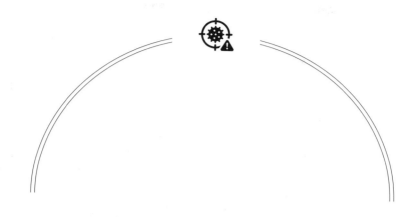

모르면 후회하는 유방암의 위험한 증상

많은 매체에서 유방암을 자가진단 하라며 방법을 알려준다. 그런데 나는 '자가진단'이라는 말을 안 좋아한다. 자가진단은 생리가 끝나고 3~5일, 유방이 말랑한 시기에 누워서 유방이 펴진 상태에서 스스로 만져보며 혹이 만져지는지 체크하는 것이다. 그런데 그때 뭐가 만져지면 이미 늦은 경우가 굉장히 많다.

우리나라 여성은 대부분 치밀 유방이기 때문에 유방암이 피부 표면에 붙어 있는 경우가 아니라면 보통 가운데 파묻혀 있다. 그래서 손으로 만지기 힘들고 그게 만져질 때는 이미 1cm가 넘었기 때문에 초기가 아니다.

또 유방이 갈비뼈 위에 있기 때문에 가끔 뼈가 만져지는 걸 암이 아니냐고 걱정해서 병원에 오는 사람도 있다. 심지어 유방의 정상적인 지방인데 혹이라고 착각해서 오는 사람도 있다. 이런 것은 오히려 더 불안감을 증폭시킬 뿐이므로 초음파와 유방 촬영을 통해 보는 게 가장 안전하고 정확하다.

유방암은 증상이 거의 없고, 유방에 통증이 있는 것과 유방암은 관련이 없다고 말했다. 그런데 간혹 유방에 통증을 호소하는 환자 중 초음파 검사를 해서 암이 발견되는 경우가 있다. 나뿐 아니라 다른 의사들도 이런 사례를 이야기하는 경우가 있었다. 이때 환자들은 '기분 나쁜 통증'이라고 표현한다.

다만 유방 통증이 양쪽에 대칭적으로 올 경우에는 유방암의 가능성이 적다. 대칭적인 통증은 생리나 호르몬 주기 때문에 생길 확률이 높다. 그런데 유독 한쪽 유방에만 염증이나 열감이 없는데도 찌릿찌릿 아프고 2~3주 이상 지속이 된다면 검사를 해볼 것을 권한다.

유방암은 림프로 전이되는 경우가 많다. 림프로 전이되면 팔이 붓거나 겨드랑이에 몽우리가 만져진다. 이때는 이미 임파선으로 전이된 것이다. 암 덩어리가 너무 커지면 괴사해서 피부에서 진물이 나오는 경우도 있다.

또 다른 증상으로는 유두 함몰도 있다. 암이 유두 쪽에 생기면 유두를 잡아당기기 때문에 유두가 푹 꺼져버린다. 또 림프 순환에 문제가 생길 수 있으므로 피부색이 변한다든지 양쪽 유방 크기가 비대칭해질 수도 있다. 이런 증상은 다 초기 증상은 아니고 진행이 된 상태이기 때문에 이미 늦은 것이다. 이런 증상이 올 때까지 방치하고 있으면 안 된다.

유방은 암으로 갈 수 있는 혹을 미리 진단해서 제거할 수 있다. 다른 기관들은 이게 어렵기 때문에 혹이 생겼을 때 그게 암이 될지 안 될지는 추적 관찰을 할 수밖에 없다. 왜냐하면 다른 기관은 우리 몸속에 있기 때문이다. 예를 들어 간이나 폐에 혹이 있다면 여드름 짜듯이 쉽게 뺄 수가 없다. 그런 시술 자체가 위험하기 때문에 추적 관찰을 할 수밖에 없다.

유방은 유일하게 피부와 더불어 바깥으로 노출되어 있기 때문에 조직검사를 하기가 아주 쉽다. 조직검사를 해서 그 혹이 암이 될 운명을 가지고 있다면 비교적 쉽게 제거할 수도 있다. 따라서 유방은 조기 진단만 하면 암이 되기 전에 그 사슬을 끊어버릴 수 있다.

유방암 병기별 증상

항상 말하지만, 내 목표는 유방암을 0기, 늦어도 1기에 발견하는 것이다. 보통 초음파 검사를 해서 암으로 진행될 가능성이 있는 단계로 보이면 조직 검사를 권장한다. 초음파상으로는 암으로 보이지 않았는데 조직 검사 결과 암으로 판명되는 경우도 있다. 유방 초음파는 매우 어려운 검사여서 나도 확신이 서지 않을 때가 있다. 그래서 암일 가능성이 조금이라도 있다면 반드시 조직 검사를 권장하는 것이다.

유방암 전 단계나 0기 같은 경우는 미묘한 차이기 때문에 발견하기 쉽지 않다. 그래서 유방을 전공한 영상의학 의사나 유방 전문의를 찾아가라고 하는 것이다. 0기 유방암은 발견하기 어렵지만, 발견하면 암 축에도 끼지 않을 만큼 빨리 치료할 수 있다. 예후가 매우 좋으며 생존율이 높다. 그래서 유방암을 조기에 발견하는 것은 매우 중요하고, 이를 위해 지속적인 검사와 정확한 진단이 필요하다.

0기는 '상피내암'이라고 한다. 상피내암 같은 경우는 유관암이 제일 흔하다. 상피내암은 암세포가 갓난아기처럼 태어난 직후라서 유관 안에 머물러 있다.

1기가 되면 유관 바깥으로 유방암 세포가 튀어나오기 시작한다. 암세포가 형태를 보이기 시작하지만 환자 본인은 자각하지 못하는 상태다. 1기까지도 굉장히 초기라서 생존율이 95~99퍼센트로 아주 높다.

암세포가 2cm를 넘어가면 유방암 2기 이상으로 불린다. 3기로 가면 주변에도 암세포가 퍼진다. 4기의 경우에는 암세포가 피를 타고 멀리 있는 장기까지 가서 정착한다. 이때부터는 치료가 굉장히 어려워지고 생존율도 떨어진다.

유방암 2기까지는 위치에 따라 차이는 있지만 수술로 완치할 가능성이 크다. 그래서 생존율도 90퍼센트 이상이다. 3기는 생존율이 70퍼센트 정도이고, 4기는 30~50퍼센트로 뚝 떨어진다. 3기 같은 경우는 림프절 전이를 거의 동반하는데, 일단 전이됐다는 것 자체가 생존율을 많이 떨어뜨린다. 4기 같은 경우는 그것보다 훨씬 더 멀리 전이되기 때문에 생존율이 더 떨어지는 것이다.

재발율도 유방암의 성격에 따라 다르다. 기수의 차이도 중요하지만 우리나라 여성들의 유방암 중 제일 흔한 타입이 있다. 그건 앞에서도 말한 호르몬 수용체 양성 유방암이다. 이처럼 제일 흔한 유방암 종류의 경우에도 0기보다 당연히 2

기가 더 안 좋다. 2기는 생존율이 90퍼센트 이상으로 좋지만 재발률을 10퍼센트까지 볼 수 있다. 0기 같은 경우는 재발률도 거의 0퍼센트라고 보면 된다.

예후가 안 좋은 유방암에 걸렸다고 하더라도 빨리 발견할수록 생존율도 올라간다. 삼중 음성 유방암 같은 경우는 유방암이 자라는 속도가 빠르다. 하지만 빨리 발견하면 회복되는 속도도 그만큼 빠르다. 공통적인 결론은 빨리 발견할수록 좋다는 것이다.

췌장암 1기의 생존율이 유방암 4기와 비슷할 정도로 유방암은 착한 암이라고 할 수 있다. 다른 암은 생존율이 낮으면 자포자기의 심정이 되지만 유방은 그렇지 않다. 2기에만 발견해도 살 확률이 90퍼센트가 넘으니까 말이다. 다만 재발의 가능성은 있기 때문에 착해봤자 암은 암이다. 그리고 요즘 유방암이 정말 흔해서 한 다리 건너면 유방암 환자 한두 명은 있을 정도다. 그러니까 나도 언제든지 유방암에 걸릴 수 있다고 생각해야 한다.

건강하더라도, 나이가 어리더라도 유방은 꼭 관리하고 검사를 받아야 한다. 기회를 많이 주는 암인 만큼 기회를 줬을 때 잡길 바란다. 3기, 4기까지 갈 필요가 전혀 없다. 내 유방은 내가 지킨다는 마음을 갖자.

혹이 많으면 유방암에 걸릴 확률도 높을까?

혹이 많으면 유방암에 걸리기 쉬운지 묻는 사람이 많다. 실제로 유방에 혹이 많아서 걱정을 하고, 어떤 병원에서 6개월마다 추적 관찰을 하는데, 그것도 불안해서 나를 또 찾아오는 사람도 있다. 초음파 검사를 해보고 혹 모양이 괜찮으면 나는 이렇게 말한다.

"이런 모양의 혹은 100개가 있어도 괜찮아요. 똑같은 10대 시절을 보내도 얼굴이 여드름 밭인 애들이 있고 피부가 좋은 애들도 있잖아요. 유방도 같은 치밀도를 가지고 있어도 어떤 분은 혹이 많이 생기고, 어떤 분은 혹이 안 생겨요."

얼굴에 점이 너무 많으면 피부암에 걸릴 확률이 높을까? 의학적 지식이 없는 사람들도 이 질문에는 고개를 가로저을 것이다. 유방도 똑같다. 혹이 많다고 다 유방암에 걸리진 않는다. 그냥 혹이 많이 생기는 체질인 것이다.

혹은 꼭 유방암과 관련이 있는 게 아니라 체질의 영향이 있다. 그래서 '내 몸에 점이 많은 것처럼 유방에도 점 같은 혹이 많구나'라고 생각하면 된다.

물론 점이 많이 생기고 미용상으로 좀 커지거나 볼록해지면 빼기도 한다. 마찬가지로 유방에도 혹이 좀 많으면 조직검사를 해야 할 확률이 조금 올라가긴 한다. 사막과 숲 중에서 벌레가 생긴다면 아무래도 숲에 더 많이 생기지 않겠는가. 마찬가지로 혹이 많으면 그중에서 암으로 발전할 혹이 생길 확률이 혹이 없는 사람보다야 높을 것이다.

그렇지만 그게 다 암으로 가는 건 아니다. 혹이 딱 하나 생겼는데 그게 암인 사람도 있다. 따라서 혹이 많다고 해서 유방암에 걸릴 확률이 엄청나게 높아진다고 볼 수는 없다. 오히려 검사를 꼬박꼬박 받으니 암을 예방할 확률도 높다. 그러므로 너무 걱정할 필요는 없다.

유방암은 모양을 보고 판단한다

유방의 혹은 생긴 걸 보고 판단한다. 사람을 볼 때는 얼굴을 보고 판단하면 안 되지만 유방은 그렇지 않다. 나는 초음파 검사를 할 때 환자에게 "화면 보세요"라고 한다. 그러면 "봐도 몰라요"라고 말하는 환자도 많은데 "제가 설명드릴 거예요"라고 말한다.

"이 혹은 예쁘죠?"

"맞아요. 예쁘네요."

"이것은 좀 기분 나쁘게 생겼죠?"

"그러네요. 뾰족하네요."

이처럼 안 좋은 모양의 혹은 조직 검사를 해야 되겠다고 하면 환자도 납득을 한다.

암세포는 이미 주변 조직으로 침투했기 때문에 누가 봐도 모양이 울퉁불퉁하고 눈에 잘 띈다. 예쁜 모양의 물혹만 있다면 혹이 많아도 유방암으로 갈 확률은 적다. 오히려 혹이 딱하나 있는데 모양이 나쁘다면 유방암으로 갈 확률이 더 높다.

이처럼 혹은 모양이 굉장히 중요하다. 전문의가 봤을 때 "이 혹은 모양이 괜찮아요"라고 하면 99퍼센트 암으로 갈 확률이 없다고 생각하면 된다. 암으로 갈 확률이 조금이라도 있어 보이면 조직 검사를 하자고 할 것이다. 나도 초음파를 하다 보면 그런 경우가 있다.

"이 혹은 아직 암은 아닌데 암으로 갈 확률이 조금 있는 혹 같아요. 그러니까 조직 검사를 해봅시다."

조직 검사를 해서 어떤 혹으로 나오냐에 따라 그 혹을 제거할지 안 할지 결정한다.

느리지만 확실히 유방암으로 발전하는 혹의 종류

그럼 어떤 혹을 제거해야 할까? 암으로 갈 가능성이 있는 양성 혹을 제거해야 한다. 암으로 갈 확률이 조금이라도 있는 혹은 '유선 증식증'이라고 해서 유선이 증식하는 병변이다. 쉽게 설명하면, 착한 혹은 유방암이 되기까지 10년 이상 걸린다고 하면 이런 병변은 5년, 더 나쁜 경우 3년 만에도 유방암이 될 수 있다. 더 심한 경우 1년 안에 유방암이 될 수도 있다. 이런 혹은 반드시 제거해야 한다.

유선 증식증도 증식하는 정도가 가벼운 정도, 중간 정도, 심한 정도로 나뉜다. 심지어 '개화성'이라고 해서 더 위험한 상태도 있다. 증식이 심할수록 유방암으로 갈 확률이 올라간다.

그 외에 비정형 증식성 병변도 있다. 비정형 증식증은 양성이긴 하지만 아주 독한 양성으로 위험도가 99.9퍼센트다. 그

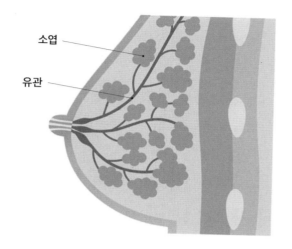

유방의 구조

소엽

유관

래서 비정형 증식증이라고 나온 혹도 반드시 제거해야 한다.

비정형 증식증은 종류가 조금 많은데, 어디서 증식을 하냐에 따라 다르다. 소엽은 젖을 만들어내는 곳인데, 이렇게 만들어진 젖은 유관을 따라 흘러나온다. 비정형 증식증이라면 소엽이나 유관 안에서도 비정형 세포가 자랄 수 있다. 비정형 세포가 유관에서 자라면 흔히 말하는 유관암이 되고, 소엽에서 비정형 세포가 자라면 소엽암이 된다.

유관 안에서 비정형 세포가 자라서 0기 암이 되는 것이므로 비정형 세포는 0기 전 단계라고 할 수 있다. 유방암으로 가기 직전 단계라는 뜻이다. 비정형 세포가 유관 안에서 계속 '비정형스럽게' 자라다가 결국에는 암세포가 되는 것이다.

유방암이라는 것은 정상적인 세포에서 비정형으로 바뀌다가 결국 암으로 가는 것이다. 항상 단계가 있다. 비정형은 양성 종양의 끝판왕이라고 보면 된다.

위험도는 비정형보다 많이 떨어지지만 경화성 선증도 위험하다. 경화성 선증은 정상 구조물들이 단단해지고, 이 증상이 계속되면 유방암이 된다. 암 덩어리가 돌멩이처럼 딱딱한데, 이게 경화성 선증에서 비롯되는 경우가 꽤 있다. 그래서 조직 검사에서 경화성 선증이 나왔다면 그 주변에 숨겨진 암세포가 있을 수 있다. 또 경화성 선증 자체가 저위험 병변이 아니기 때문에 제거하는 게 좋다.

또 유명한 고위험군이 '방사선 반흔'이다. 방사선 반흔은 칼자국처럼 삐죽삐죽하게 생겼는데, 암세포가 원래 생긴 것 자체가 삐죽삐죽하다. 방사선 반흔은 암이 아닌데도 암세포를 닮았기 때문에 고위험 병변으로 들어간다. 이것도 유방암으로 갈 확률이 10~15퍼센트 정도 있어서 제거하는 게 좋다.

그다음으로 엽상종이 있다. 엽상종은 흔한 양성 종양인

섬유선종과 비슷하게 생겼다. 다만 엽상종의 특징은 분열이 빠르고 세포가 굉장히 빨리 자란다는 것이다. 그래서 엽상종 중에서 10~15퍼센트가 악성 종양일 확률이 있으므로 조직 검사에서 엽상종이 나왔으면 반드시 제거를 해야 한다.

관내 유두종이라는 양성 종양도 오랫동안 방치하면 유방 암으로 갈 확률이 10퍼센트 이상 된다. 그래서 유두종도 제거 하도록 권고한다.

그 외에 양성 종양인 섬유선종이지만 추적 관찰을 하다 보니 계속 커진다면, 그리고 모양이 조금씩 바뀐다면 섬유선 종이라도 좀 나쁘게 변하고 있다는 의미일 수 있다. 예를 들 어 증식성 병변이 조금 섞여 있다든지 성질이 바뀌었을 수 있 기 때문에, 혹시 모르니까 제거를 하는 게 좋다.

앞에서 설명했지만 미세석회화도 절대 간과해서는 안 된 다. 세포가 나빠질수록 석회 가루를 뿜어낸다. 우리나라 여성 들이 제일 많이 걸리는 유방암이 바로 유관암이다. 유관암이 처음 생겼을 때 미세석회화를 동반하는 경우가 많은데, 암세 포가 석회를 뿜어내기 때문이다.

어떤 유방암은 0기인데 초음파에서 0기가 잘 안 보일 수 있지만 엑스레이에서 석회화로 딱 보이기도 한다. 미세석회화로 시작되는 유방암도 있다는 걸 알아두자. 특정 부위에 모양이 안 좋은 미세석회화가 몰려 있다면 안 좋은 사인이다. 그래서 미세석회화가 많이 나왔다면 그 조직도 조금 제거해서 검사해봐야 한다.

Chapter 3

유방암을
예방하기 위해서

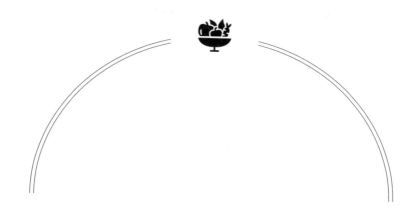

과학적으로 밝혀진 유방암 재발 이유

유방암 환자는 치료를 다 받고 난 다음에도 5년 동안 매년 병원에 가서 재발하나 안 하나 체크한다. 5년 동안 재발을 안 하면 완치됐다고 본다.

유방암에 한번 걸린 사람은 갑자기 수도승 같은 생활을 하는 경우가 많다. 채식 위주로 식단을 바꾸고 산속에 들어가서 휴양을 하기도 한다. 그래도 재발하거나 전이되는 경우도 있다. 정말 노력을 많이 했는데 재발하면 억울한 마음이 드는 것도 이해가 간다.

그런데 재발은 진단 당시의 병기에 의해 결정되는 게 크다. 예를 들어 0기에 진단받고 치료를 받았다면 재발과 전이는 거의 발생하지 않는다. 기수가 높아질수록 재발과 전이의 확률도 올라간다. 0기는 암세포가 유관 안에만 머물러 있는 단계라서 그 부분만 절제하면 끝나기 때문이다. 이 경우 그냥 정상인과 똑같다고 할 수 있다.

만약 기수가 4기까지 올라간 뒤에 발견했다면 이미 암세포가 다른 장기에 전이된 상태다. 그런 경우에는 완치 판정을 받았어도 현대 의학으로 보이지 않는 작은 단위의 암세포가 숨어 있을 수 있다. 이 경우 언제든지 재발과 전이가 발생할 수 있는 것이다.

만약 0기나 1기였는데 재발했다면 이것은 운이라고 할 수밖에 없다. 이런 경우에는 그냥 빨리 받아들이고 치료에 전념하는 게 낫다. 본인의 잘못이 아니므로 죄책감을 느낄 필요도 없다. 물론 너무 슬프겠지만 원망하는 데 머물러 있으면 안 된다. 그렇게 슬픈 마음을 가지는 것 자체가 오히려 암세포를 키우는 인자가 될 수 있다.

암세포는 재발과 전이를 잘하는 특징이 있기 때문에 내 노력의 한계를 벗어난 거라고 생각하자. 빨리 받아들이고 치료를 잘 받자. 앞서 말했듯 유방암의 생존율이 높기 때문에 좋은 결과를 기대할 수 있다.

내가 초음파로 발견한 유방암 중 제일 작은 사이즈가 3.5mm 정도였다. 이 정도 사이즈를 보통 0기라고 본다. 0기 와 1기는 한 끗 차이이긴 하지만 모양이 좀 다르다. 보통은 3mm 정도부터 암인지 아닌지 살짝 표가 나기 시작한다. 0기 나 암 전 단계에서 발견할 경우에는 오히려 환자에게 축하한 다고 말한다. 이렇게 빨리 잡아낸 게 어디냐고 이것은 정말로 백 살 넘게 살 운명이라고 하면 암을 진단받고 눈물을 쏟으려 던 환자도 오히려 웃으면서 돌아간다.

그게 사실이다. 말 그대로 0기 같은 경우는 암세포가 발 을 딛자마자 발견된 것이기 때문에 치료가 거의 100퍼센트 되고 재발과 전이될 확률은 0퍼센트에 가깝다.

살이 찌면 유방암 위험도 높아진다

유방암은 첫 발병이나 재발 모두 일단 살찌는 것을 조심 해야 한다. 호르몬에 관련된 암이다 보니 젊은 사람 같은 경우에는 호르몬 수용체와 관련돼서 유방암에 많이 걸리지만, 연령이 올라갈수록 비만도와도 관련이 커진다. 우리나라 폐경기 여성들의 35퍼센트가 비만인데, 비만도가 높아질수록 유방암이 올라간다고 보고 있다. 따라서 건강한 식습관이 굉장히 중요하다.

그 외에 또 중요한 게 잠이다. 잠에 관해서도 앞에서 여러 번 말했지만 수면 습관이 중요하다. 특히 성장 호르몬이 나오는 밤 10시 이후에 멜라토닌이라는 호르몬이 나오는데, 멜라토닌이 우리 몸의 면역세포를 건강하게 유지해주는 역할을 한다. 쉽게 생각해서 남들이 자는 시간에 자는 게 좋다.

이때 불을 켜고 자면 안 된다. 잘 때 불을 켜놓는 걸 '빛 공해'라고 하는데, 빛 공해에 노출되면 재발과 전이, 특히 뼈 전이가 될 확률이 올라간다는 연구 결과가 있다. 밤이 되면 어두운 상태에서 자는 자연스러운 생활을 하면 문제가 없다.

스트레스를 안 받는 것도 어렵지만 중요하다. 스트레스를 과도하게 받을 때 나오는 호르몬이 암 발생율을 높인다는 연구 결과가 있다. 스트레스를 안 받을 순 없겠지만 이때 마인드 컨트롤로 스트레스를 조절해야 한다.

인간의 수명이 늘어나면서 건강하게 오래 살고 싶다는 바람은 누구나 품는다. 그러기 위해서는 건강한 식습관을 가지고 운동도 하고 스트레스를 잘 관리하며 잠도 잘 자자. 그렇게 했는데도 유방암에 걸릴 수 있다. 이때 '내가 열심히 관리했는데도 암에 걸리다니 다 헛수고였네'라고 생각하지 말고, 만약 건강한 생활을 안 했더라면 더 많은 암에 걸렸을 거라고 생각하길 바란다.

유방암을 키우는 최악의 음식

"선생님, 이거 먹어도 돼요? 이건 안 먹는데 괜찮아요?"

이런 질문을 많이 받는다. 나에게 유방암을 예방하기 위해 뭘 먹을지를 물어보고, 심지어 양을 정해달라고 하는 사람도 있다. 예를 들어 어떤 음식은 나쁘다고 하지만 절대 끊지 못하겠으니 횟수라도 정해달라고 하는 사람도 있다.

알다시피 사람은 먹어야 살 수 있다. 운동 같은 건 안 해도 죽는 건 아니지만 먹는 것은 생존과 직결된 것이다. 내가 먹는 것이 내 몸에 영향을 끼치는 걸 누구나 알고는 있다. 그래서 먹는 것에 관심이 크다.

'후생 유전학'이라는 말이 있다. 내가 먹는 식습관이 내 몸을 결정한다는 것이다. 그만큼 식습관과 생활 습관이 유전보다 더 세다는 뜻이다. 실제로 암의 원인 중 유전은 5~10퍼센트밖에 안 된다고 앞서 말했다. 제일 큰 원인은 30~35퍼센트를 차지하는 음식이다. '암癌'이라는 한자를 보면 '입 구口' 자가 3개나 있다. 내가 먹는 것과 암이 이토록 크게 연관되어 있다는 뜻이다.

내가 먹은 음식이 내 몸을 만들고, 내가 한 행동이 내 몸의 운명을 결정짓는다고 볼 수 있다. 그럼 유방암에 악영향을 끼치는 음식에 대해 알아보자.

1. 당류

당이 많은 식품을 꼽지 않을 수 없다. 쉽게 생각해서 가장 나쁜 음식은 설탕이 많이 들어간 음료수다. 대표적으로 사이다, 콜라 같은 탄산음료에는 설탕이 아주 많다. 과일 음료수, 흔히 마시는 오렌지 주스는 몸에 좋다고 착각하는 사람이 많다. 그런데 성분표에 설탕이 얼마만큼 들어갔는지 잘 보라. 우리가 흔히 마시는 주스류에도 설탕이 굉장히 많다.

당은 탄수화물과 짝꿍이라고 보면 된다. 탄수화물이 우리 몸에 들어오면 당으로 바뀐다. 흰밥이나 국수, 빵 등의 밀가루 음식의 문제는 단당류가 너무 많다는 것이다. 탄수화물은 단당류와 다당류로 나뉘는데, 단당류는 식품을 가공해서 비타민이나 무기질 같이 좋은 성분은 다 빠지고 오로지 당만 남은 것이다. 당만 남았기 때문에 맛은 굉장히 좋다. 그런데 이 단당류가 몸 안에 들어가면 흡수가 너무 잘된다. 흡수가 잘되는 게 왜 문제가 될까?

암세포의 중요한 에너지원이 당이다. 암세포의 수용체 중에는 당을 받아들이는 수용체가 아주 많다. 그래서 암세포들은 당을 빨아먹고 자란다고 해도 과언이 아니다. 그러므로 일단 당이 많이 들어간 음식은 다 줄여야 한다.

단당류와 달리 다당류는 우리가 좀 맛없다고 느끼는 탄수화물이다. 잡곡밥이나 잡곡으로 만든 빵 같은 것은 퍼석퍼석해서 먹기에는 좀 불편할지 몰라도 흡수가 더디기 때문에 혈당을 천천히 올린다. 반면 단당류를 너무 많이 먹으면 혈당이 마구 올라서 우리 몸 세포들이 정신을 못 차린다.

2. 튀긴 음식

기름에 튀긴 음식은 암과 상극이다. 트랜스 지방은 지방

중에서 최악의 지방이라고 보면 되는데, 튀긴 음식에 트랜스 지방이 많다.

고기나 사골 국물 같은 음식을 상온을 놔두면 굳는 걸 봤을 것이다. 우리 혈관에도 지방기가 많으면 그것들이 끈적끈적해져서 혈관 자체가 굳는다. 그래서 일단 기름기에 튀긴 음식은 다 안 좋다고 보면 된다. 또 음식을 갈색이 띠도록 굽거나 튀기면 최종당화산물^{AGEs}과 아크릴아마이드가 많이 나온다. 이런 물질도 건강에 좋지 않을뿐더러 암까지 일으킬 수 있는 발암 물질이다.

논란이 있는 음식들

기름에 튀긴 것이나 탄수화물, 당의 공통점은 무엇인가? 먹으면 살이 잘 찐다는 것이다. 살이 찌면 우리 몸 안에 지방 세포가 증가하고, 지방 세포는 에스트로겐을 만들어낸다. 안 그래도 에스트로겐이 나오고 있는데 지방 세포까지 합세해서 에스트로겐을 만들어내기 때문에 더 위험해지는 것이다. 앞에서 말했지만 비만은 유방암 발병율을 높인다.

당류와 튀긴 음식은 확실히 유방암에 안 좋은 음식이다. 이번에는 논란이 있는 음식들에 대해 살펴보자.

1. 석류

석류는 한때 식물성 여성호르몬이 있어서 여자 몸에 좋다고 했고, 석류즙이 유행하기도 했다. 석류와 유방암의 관계에 관해 연구가 많이 진행되고 있다.

최근 연구를 찾아봤더니 우리나라에서 발표된 SCI(과학기술 인용색인)급의 믿을 수 있는 논문이 있었다. 그 내용은 식물성 에스트로겐을 가지고 있는 음식이 유방암의 발병률을 높인다는 것인데, 거기에 해당하는 음식으로 석류와 홍삼이 있었다. 사실 석류와 홍삼에 관해서는 논란이 있는데 유방암과 연관이 있다는 설이 우세하다. 조금 먹는 거야 지장 없겠지만 너무 자주 먹는 건 지양하는 게 좋다고 본다.

2. 홍삼

홍삼도 석류와 마찬가지 이유에서 피하는 게 좋다고 본다. 홍삼은 면역력에 좋고 건강 증진에서는 효과가 있다는 연구도 많지만, 석류와 더불어 유방암 발병률에 기여한다고 알

려져 있다. 따라서 과도한 섭취는 석류와 마찬가지로 자제하
는 게 좋다.

다른 사람에게 다 좋다고 하더라도 나에게 안 맞으면 그
것은 약이 아닌 것이다. 내가 만약에 유방에 혹도 많고 유방
암 걱정이 된다면 홍삼은 피하는 게 좋겠다.

3. 콩

그 외에 콩은 많은 연구에서 식물성 호르몬이긴 하지만
유방암의 예방적 효과가 있다고 알려졌다. 어떤 연구에서는
심지어 콩이 유방암 발병율을 14퍼센트까지 감소시킨다고
했다. 그래서 콩 같은 경우는 괜찮다고 보고 있다.

4. 우유

우유 같은 경우도 논란이 많은 음식 중이다. 실제로도 많
은 환자가 나에게 우유를 많이 마셔도 되느냐고 물어본다. 나
는 그냥 마시라고 말한다. 다만 이것은 적정량을 마시는 게
전제 조건이긴 하다.

우리나라 서울대 연구팀에서도 성인이 우유를 하루 한 잔
먹으면 유방암 발병률을 오히려 낮춰준다는 결과를 발표한

적도 있다. 스웨덴이나 미국에서는 반대 결과도 있었다. 이런 연구 결과를 보면 설문 조사에 불과한 부실한 연구인 경우도 있어서 혼란을 가중한다.

네덜란드에서는 우유를 많이 먹고 덴마크와 룩셈부르크에서는 우유 소비량이 좀 적다고 한다. 그런데 그 세 나라에서 전부 다 유방암 발병률은 높다. 그리고 인도 같은 경우는 우유 소비량이 거의 세계 최대인데 유방암 발병률은 낮다.

이처럼 어떤 음식에 대해서 이 음식이 발암 물질이 있네, 없네, 헷갈리는 연구가 발표되는 경우도 있다. 그 말인즉슨 정답이 없다는 뜻이다. 담배처럼 유해성이 확실하지 않고 애매한 음식이 많다. 이런 음식은 적정량을 먹으면 크게 문제가 되지 않는다.

나는 논란이 많은 연구에 관해서는 그냥 '적당히 먹어도 된다'고 결론 내린다. 안 먹고 스트레스 받을 바에야 그냥 우유 한잔 마시고 운동하는 게 낫다고 생각한다.

물론 그 음식을 즐기는 기쁨보다 불안감이 더 크다면 안 먹는 게 낫다. 만약 우유를 먹는 것에 대해서 걱정이 너무 많다면 안 마시는 게 낫다. 반면 우유를 안 마셔서 생기는 스트레스가 더 크다면 마시는 게 낫다. "이거 먹으면 암에 걸린다던데?"라며 과도하게 걱정하면 오히려 스트레스 호르몬이 나와서 더 몸에 안 좋다. 이것은 개인의 선택일 뿐이다.

5. 커피

커피는 마셔도 되지만 설탕이 없는 커피를 마셔야 한다. 커피라고 다 똑같은 커피가 아니다. 커피는 아메리카노만 괜찮고 설탕이 들어가는 커피는 금물이다. 아메리카노 같은 경우도 강배전, 즉 로스팅을 오래 한 커피일수록 발암 물질이 나올 수 있기 때문에 로스팅을 조금 덜한 커피, 즉 신맛이 나는 커피를 추천한다.

설탕이나 시럽이 들어간 커피를 마셔서 우리 몸에 당이 들어오면 단순당으로 전환이 돼서 혈관에 만성 염증을 불러일으킨다. 이게 인슐린 저항성을 증가시키기 때문에 모든 암의 시발점이 된다.

카페에 가면 시즌 계절 메뉴가 나오곤 한다. 보기에도 예쁘고 마시고 싶겠지만 그런 유혹에 넘어가면 안 된다. 그런 메뉴는 결국 다 설탕이기 때문이다. 그냥 설탕 하나를 여러 가지 색깔로 바꿔서 여러분을 유혹하는 것이다. 사실은 다 그 맛이 그 맛이고, 오히려 마시고 나서 속이 더부룩해지기도 한다.

6. 대체 당

스테비아와 알룰로스는 대표적인 천연 추출 감미료다. 스테비아도 사실은 식물이다. 식물이 자기 몸을 방어하기 위해서 인공적인 맛을 내뿜는 것이다. 스테비아의 단맛만 추출해서 그것을 인공적으로 만든 건데 설탕보다 거의 몇십 배에 달하는 단맛을 내뿜는다.

그런데 칼로리는 적다. 몸 밖으로 바로 배출이 되기 때문에 설탕보다 훨씬 몸에 좋다. 그래서 스테비아와 알룰로스는 각광받는 설탕 대체제다.

이런 식품에 대해 아직 많은 연구가 되어 있지는 않다. 그래도 해가 없다는 게 일반적인 연구 결과다. 그래서 이런 천연 추출 감미료들은 대체 당으로 괜찮다고 생각한다. 다만 조심해야 할 것은, 이런 대체 당이 중독성을 일으킬 수 있다는 것이다. 또 장내 정상 상재균들이 교란될 수 있어서 너무 많이 먹으면 복통이나 설사를 유발할 수 있다. 따라서 과도한 섭취는 지양하자.

그리고 합성 감미료 중에 아스파탐이라는 걸 들어봤을 것이다. 아스파탐은 인공적으로 만든 각종 첨가물을 이용해서 화학적으로 만든 감미료다. 그래서 칼로리는 0이라고 알려져 있고 가격도 저렴하다. 아스파탐은 각종 음료수라든지 과자에도 많이 들어가 있는데, 국제암연구소에서 발암 물질 2B 그룹으로 지정됐다. 그래서 아직 논란이 많은 상태이기 때문에 추천하지는 않는다.

7. 베리류

딸기, 블루베리, 라즈베리 같은 베리류는 굉장히 몸에 좋다고 알려져 있다. 이것들은 항산화 물질과 비타민C이 풍부하고 안토시아닌도 많기 때문에 혈관에 굉장히 좋다. 항염증 작용을 일으키기 때문에 염증 세포들을 제거하는 데 탁월하다. 발암 물질도 제거해주므로 유방암 발병률을 낮춰주는 데도 효과가 좋다.

베리류는 조금 쓴맛이 날수록 좋다고 한다. 딸기보다는 블루베리가 좀 더 쓰고, 블루베리보다는 라즈베리가 좀 더 쓰다. 그렇다고 너무 과도하게 섭취하면 혈당 수치를 올릴 수 있기 때문에 뭐든 적당히 먹는 게 좋다.

베리류가 좋다고 하니까 생딸기 주스, 블루베리 주스 같은 걸 찾는 사람도 있는데, 과일을 갈아서 먹는 건 좋지 않다. 시중에 파는 과일 주스에는 인공 첨가물이 들어 있어서 안 좋고, 천연 생과일 주스라고 하더라도 갈아서 마시면 시럽도 같이 넣게 된다. 시럽을 넣는 과정에서 또 당 섭취가 더 올라가게 되는 것이다.

이로 씹어서 먹는 것보다 갈아서 먹으면 소화가 너무 잘돼서 흡수가 너무 급격하게 돼버린다. 혈관에 들어가면 그대로 녹아서 혈당이 폭발적으로 올라간다. 그렇기 때문에 이왕먹을 거면 그냥 생으로 먹는 게 좋다.

과일도 결국 당인데 안 좋은 것 아니냐고 묻는 사람도 있다. 예를 들어 당뇨병 환자여서 혈당 수치가 오르는 걸 조심해야 하는 사람은 과일도 많이 먹으면 안 좋은 게 맞다. 그런데어차피 당을 먹는다면 건강한 당을 먹는 게 좋다. 다른 음료수라든지 과일 주스를 마셔서 직접적으로 혈당 수치를 확 올리는 것보다는 과일을 씹어 먹으면 흡수돼서 소화되기까지 시간이 좀 걸리므로 혈당 수치를 비교적 천천히 올리게 된다.

물론 혈당 수치를 올리긴 하므로 많이 먹으면 안 좋지만, 달콤한 것을 아예 배척하고 살 수 없고, 이왕 먹을 거라면 인공적으로 만들어진 감미료보다는 천연 과일을 통해 당을 섭취하는 게 낫다고 본다. 그리고 여러 과일 중에서도 앞서 소개한 이유 때문에 베리류를 추천한다.

8. 호르몬제

폐경기 호르몬제에 관한 질문이 굉장히 많다. 호르몬제 때문에 유방암 발병률이 올라갔다거나 반대로 안 올라갔다는 연구가 많다. 최근에 세계여성기관WHI에서 발표한 바에 따르면, 호르몬제는 먹어야 할 그룹이 따로 있고 피해야 할 그룹이 따로 있다.

폐경기 여성들이 폐경 이후에 10년 안에 호르몬제를 먹으면 괜찮지만 폐경이 된 기간이 많이 지났을 때 먹으면 오히려 유방암 발병률을 높인다고 한다. 조기 폐경을 한 사람은 호르몬제를 먹어도 괜찮다. 왜냐하면 너무 빠른 나이에 폐경이 되어버리면 에스트로겐의 효과가 사라지기 때문에 우리 몸의 관절도 안 좋아지고 심혈관계 질환도 올라가는 등 악영향이 있기 때문이다. 그럴 때는 호르몬제를 복용하는 게 맞다.

호르몬제를 5년 이상 장기 복용하면 또 유방암 발병률이 올라간다고 한다. 60세 미만의 여성이 조기 폐경이 됐을 경우에 호르몬제를 복용하되, 5년 이상 장기복용하지 않으면 유방암에는 큰 영향이 없을 것이다. 반대로 65세가 넘었는데 호르몬제를 뒤늦게 복용하면 유방암 발병률을 높일 수 있으므로 피하는 게 좋다.

폐경 후 호르몬제를 복용하면 유방암 발병률이 올라갈 수밖에 없는데 굳이 왜 먹을까? 안 먹었을 때 내 몸에 나타나는 폐경 후 증상이 너무 괴롭기 때문이다. 잠을 못 자고 땀이 삘삘 난다든가 온몸의 관절이 아프다든가 심혈관계 질환의 위험성이 높아지는 등 폐경 후 증상이 너무 심하다면 호르몬제를 복용해야 한다. 그러면서 유방 검진을 열심히 하면 된다.

호르몬제는 양날의 칼이기 때문에 내 몸의 건강을 찾기 위해 유방암의 위험성도 올라갈 수밖에 없다. 하지만 유방 초음파 검사만 꼬박꼬박 잘하면 그리 큰 문제는 없을 것이다. 실제로 호르몬제를 몇십 년간 복용했는데도 유방이 건강한 사람도 있다. 막연하게 유방암에 대한 공포 때문에 폐경 후 증상이 너무 심하고 괴로운데도 호르몬제를 못 먹겠다는 건 과도한 걱정이다. 내 몸 상태를 봐가면서 산부인과 전문의 및 유방 전문의와 상담하는 게 좋겠다.

유방암을 일으키는 음식들이 너무 뻔하고 별거 없다고 생각할 수도 있다. 그만큼 별 게 아니니까 피하고 암을 예방하기도 쉽지 않겠는가. 뭐든지 생각하기 나름이다. 내가 쉽게 먹었던 만큼 쉽게 끊을 수도 있다.

이런 말을 하면 많은 사람이 "내가 맨날 먹고 있는 것들인데 대체 뭘 먹으란 말이냐?"라고 말한다. 이 모든 음식이 현대를 사는 우리가 완전히 피해 가기는 어려운 것들이다. 이런 음식도 아예 안 먹고 살 수는 없을 것이다. 다만 이런 음식을 조금씩 줄여갔으면 한다. 설탕을 두 숟가락 넣던 것을 한 숟가락 줄여서 요리하고 두 숟가락 먹던 걸 한 숟가락으로 줄여서 소식을 해나가자.

"저 이때까지 이런 거 많이 먹었는데 어떡해요?"

괜찮다. 엄청난 양을 소비하지 않는 이상 크게 몸에 무리가 없을 것이다. 우리 몸이 정화 작용도 하기 때문이다. 내 몸에 좋은 것을 넣어주면 내 몸이 먼저 알아차릴 것이다. 음식에 대해 과도하게 스트레스를 받기보다는 편하게 실천할 수 있는 방법을 찾아서 해나가자.

초경이 시작되면 유방암 검진을 하자

혹이 다시는 안 생기게 하려면 어떻게 해야 할까? 사실 혹을 안 생기게 하는 방법은 아직 없다. 그렇지만 내가 확실히 말할 수 있는 것은 유방암이 되기 전에 얼마든지 막을 수 있다는 것이다. 심지어 유방암이 됐더라도 0기에 발견하면 치료하기 어렵지 않다. 결국은 유방 초음파와 촬영 검사를 꾸준히 하는 것 말고는 방법이 없다.

에스트로겐 호르몬에 노출되는 나이라면 유방 초음파 검사를 받기 시작해야 한다. 요즘은 초경이 빨라지고 있으므로 10대 후반쯤 되면 한 번쯤 검사를 받아보길 바란다.

특히 유방암 가족력이 있다면 검사를 꼭 해야 한다. 초음파 검사를 하다 보면 모녀지간이나 자매지간에 유방 실질이 닮은 경우가 많다. 가족력이 있으면 10대 때부터, 생리를 시작한 이후부터 검사를 해야 한다.

최근에 봤던 환자는 중학교 3학년이었는데, 생리 시작한 지 한 2년 됐다고 했다. 유방에 혹이 있었고 사이즈가 커서 제거했는데 조직검사를 했더니 유방암 전 단계였다. 알고 보니 이 환자의 어머니가 유방암에 걸린 적이 있었다.

가족력 없이 평소에 건강하더라도 20대에 한 번은 검사해보는 게 좋다. 거기서 정상이 나왔다면 2~3년에 한 번 하는 것을 추천한다. 30세가 넘으면 혹이 없더라도 매년 받아보길 바란다. 예전에는 40세부터 검사하라고 했는데 요즘에는 30

대부터 유방암에 걸리는 경우가 너무 많다.

유방 촬영은 나라에서 만 40세부터 2년에 한 번 찍으라고 권고하지만, 고위험군이라면 1년에 한 번 하는 게 좋다. 40세가 안 됐더라도 유방에 뭔가 만져진다면 촬영을 해보는 게 좋다. 물론 엑스레이 촬영을 하면 방사선에 노출되지만 1년에 한 번 찍는다고 해서 몸에 그리 해가 되지 않는다.

요즘은 젊은 사람은 유방 검진을 받으러 많이 오는 데 비해 의외로 나이 많은 사람은 "내 몸은 내가 더 잘 알아"라면서 병원에 잘 안 온다. 내 경험상 유방암이 늦게 진단되는 사람들 중에는 60대 이상이 많았다. 손으로 혹이 만져지고 나서야 병원을 찾는 것이다. 왜 진작 검진하지 않았느냐고 물으면 "안 아파서 안 왔지. 멀쩡한데 왜 와?"라고 한다.

유방에 뭔가 만져지는데도 '설마'라는 생각에 병원에 가지 않는 사람이 의외로 많다. 물론 뭔가 만져지는 경우 열에 여덟아홉은 암이 아니다. 하지만 그중에 하나가 내가 될 수 있다. 확률이 아무리 낮아도 내가 걸리면 100퍼센트라는 걸 잊지 말자.

Chapter 4

유방암은
이렇게 치료하자

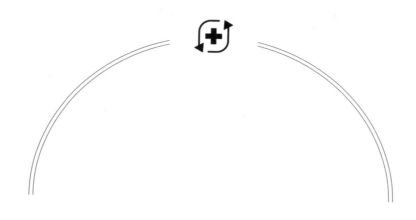

위험이 높은 혹을 제거하는 맘모톰

10년 전과 비교해보면 유방 초음파를 했을 때 혹이 없는 사람이 거의 없을 정도로 무척 많아졌다. 10명 정도 초음파를 하면 한 명 빼고 다 혹이 있는 수준이다. 물론 혹이 있다고 다 문제가 되는 건 아니다. 혹이 착한 양성인 경우 1년 뒤에 검사해도 된다. 반대로 혹이 조금 애매하거나 좀 기분 나쁜 양성이라면 조직 검사가 필요하다.

'맘모톰'에 대해 들어봤을 것이다. 양성 혹이지만 암으로 갈 가능성이 있는 경우 보조적 차원에서 제거해주는 시술이다. 초음파를 보면서 마취 주사를 놓고, 유방에 바늘을 넣은 후 혹을 칼날로 잘라내서 빼낸다. 바늘 끝에는 진공 청소기처럼 흡입하는 부분이 있어서 조각을 제거하는 동시에 흡입한다. 그래서 '진공 보조 흡입 절제술'이라고도 부른다.

혹 중에서 물혹은 얼굴로 따지면 좁쌀 여드름이다. 좁쌀 여드름은 저절로 없어질 수도 있으니까 레이저로 빼지는 않는 것처럼 그냥 둬도 된다. 추적 관찰만 하면 된다.

그런데 얼굴에 사마귀가 나면 어떨까? 사마귀는 볼록하고 모양이 좀 커지는 것도 있으므로 피부과에서 미리 빼는 경우가 많다. 유방에도 사마귀 같은 혹이 있을 경우는 유방암으로 갈 확률이 올라갈 수가 있기 때문에 먼저 조직 검사를 해서 악성이 아닌 걸 확인한 다음 맘모톰으로 제거한다.

맘모톰으로 제거하면 좋은 혹

섬유선종은 대표적으로 흔한 양성 종양이다. 유방에 생기는 제일 흔한 점 같은 혹이 섬유선종이다. 그래서 예전에는 대부분 그냥 달고 살았는데 요즘에는 그중에서 일부 모양이 안 좋거나 증식성 병변이 조금 섞여 있는 섬유선종은 유방암으로 갈 확률이 3~5퍼센트 있다고 본다. 그래서 조직 검사를 해보고 단순한 섬유선종이라면 그냥 둔다.

증식성 병변이 나온 혹이라고 해서 반드시 맘모톰을 해야 하는 건 아니지만, 제거하는 게 좋다. 대장에 선종이나 용종이 있으면 떼지 않는가. 왜냐하면 선종이나 용종은 10년 안에 대장암으로 갈 확률이 있다고 보기 때문이다.

유방도 마찬가지다. 양성이라도 혹이 크고 앞으로도 커질 추세로 보이면 맘모톰이라는 좋은 방법이 있으니 제거하는 게 낫다고 보는 것이다. 왜냐하면 혹이 커지는 것 자체가 증식하는 혹일 가능성이 크기 때문이다. 지금 당장은 괜찮지만 앞으로 5년, 10년 뒤에 유방암으로 바뀔 확률이 조금이라도 있기 때문에 이런 혹은 맘모톰으로 제거하는 게 좋다.

유관 안에 생기는 혹인 관내 유두종도 양성이지만 유관을 막는다. 보통 유두종은 유두 밑에 생기므로 유두에서 피가 나올 수 있다. 이것도 유방암으로 갈 확률이 있어서 제거하는 게 좋다. 추적 관찰을 하다가 커지면 빼기도 하는데 사실 다발성 관내 유두종이면 유방암으로 발전할 확율이 훨씬 올라간다. 한 개면 그나마 괜찮은데 여러 개면 암에 걸릴 확률이 올라갈 수 있다.

맘모톰이라고 하면 수술처럼 생각해서 막연히 무섭다는 말을 많이 한다. 인터넷에서도 맘모톰 후기를 검색해보면 아프거나 괴로웠던 사람이 글을 많이 적기 때문에 "이거 아프다던데 괜찮아요?"라는 말을 많이 한다. 그런데 내가 맘모톰을 했던 환자 중에 아프다고 하는 사람은 거의 없었다.

예를 들어 간에 혹이 있고 그 혹이 암으로 갈 위험성이 있으면 그것을 수술하는 게 쉽지는 않다. 간에는 혈관이 많아서 출혈이 있고 위험도 있다. 하지만 유방은 전혀 위험이 없다. 점 빼듯이 제거하면 부작용도 없다. 그러니까 암 발병 위험이 높은 혹을 제거했을 때 득과 실을 따지면 득이 많은 것이다.

맘모톰 과잉 진료를 피하는 법

그러나 모든 혹을 맘모톰으로 제거할 필요는 전혀 없다. 초기 암인 경우에는 초음파로 보고 헷갈릴 수 있는데, 그럴 때는 맘모톰보다 조직 검사를 먼저 하고 암인지 아닌지 확인한 다음 방향을 결정해야 한다. 조직 검사를 먼저 해서 증식성 병변이거나 유선의 비정상적인 확장이거나, 기본 세포가 아니라 분열하는 혹이라면 맘모톰으로 제거하는 게 맞다.

암으로 갈 확률이 조금이라도 있는 혹을 선별해서, 위험한 혹만 골라서 제거해야지 무작위로 제거하면 유방 안에 상처와 흉이 남기 때문에 이게 나중에는 독이 될 수도 있다.

맘모톰을 하면 칼날이 들어갔다 나오기 때문에 우리 몸속에 상처가 남는다. 그 상처가 나중에 봤을 때는 맘모톰 때문에 생긴 흉인지 아니면 유방암이 생기려고 해서 나쁜 모양의 병변이 생긴 건지 헷갈리게 보인다. 맘모톰을 너무 많이 한 사람은 그 흉이 너무 많기 때문에 그다음에 초음파를 했을 때 이게 도대체 뭔지 알기 어려울 수 있는 것이다.

또한 맘모톰은 암이 아닐 경우에만 해야 한다. 물론 맘모톰도 일종의 조직 검사이기 때문에 양성 혹인 줄 알고 제거했더라도 암이 나왔다면 상급병원에 가서 치료하면 된다. 문제는 맘모톰을 할 때 그 혹만 떼는 게 아니고 주변까지도 많이 떼어낸다는 것이다. 그래서 혹을 제거한 부분 중에서 어느 쪽이 암이었는지 알 수 없는 상태가 될 수 있다.

혹 하나만 제거했을 때는 그 부위만 수술로 제거하거나 추가적인 검사를 하면 되지만, 여러 군데를 맘모톰으로 제거했는데 그중 하나가 암이 나왔다면 유방 전절제술을 할 수밖에 없는 상황이 될 수 있다.

게다가 맘모톰 시술은 비급여라서, 병원마다 가격이 천차만별인데 200~300만 원에 육박할 정도로 비싸다. 기껏 비싼 돈 주고 혹을 제거했는데 조직 검사에서 암세포가 나온다면, 절제 수술을 또 해야 한다. 돈을 낭비하고 환자만 고생하는 꼴이 되는 것이다. 그런데도 많은 혹을 다 맘모톰으로 제거하도록 권하는 병원이 있다면 다른 병원을 찾는 걸 권한다.

예를 들어 맘모톰을 한쪽에 다섯 군데 이상 하는 건 나는 지양하는 편이다. 유방에 한 번에 5개 이상이나 유방암이 발생할 확률은 너무나 적기 때문이다. 그래서 혹이 여러 개 있을 때는 그중에 제일 못생긴 '대장' 하나를 골라서 조직 검사를 한다. 그렇게 해보면 나머지 혹들이 그 혹보다 더 착한지 아니면 동급인지 추측이 된다.

맘모톰은 미국의 한 영상의학과 의사가 개발한 것으로 어디까지나 진단과 조직 검사를 하기 위한 시술이다. 내 몸을 지킬 수 있는 좋은 도구이므로 좋게 쓰면 약이 되고 안 좋게 막 쓰면 독이 될 수 있다.

맘모톰을 잘 사용하면 유방암으로 갈 수 있는 예비 암 환자를 구할 수도 있다. 다만 시술은 정확한 진단과 의사의 소견에 따라서 이루어져야 한다. 과잉 진료가 걱정된다면 여기서 설명한 정보를 바탕으로 전문의와 상담해보고 다른 의사의 자문도 구해보길 바란다.

위험한 혹이 아니라면 추적 검사를 하자

불안이 큰 사람들은 내 몸에 있는 유방의 혹을 다 떼고 싶다고 하는 경우가 있다. 많은 의사가 그걸 말리는 이유는 혹을 다 제거해도 거기서 끝나지 않기 때문이다. 언제든지 혹이 또 생길 수 있기 때문에 어차피 계속 관리를 해야 한다.

상식적으로 생각해서 나무가 많은 숲에 벌레가 생긴 나무를 베어버렸다고 해보자. 그렇게 한다고 해서 숲이 다 사라지는 게 아니다. 숲은 여전히 남아 있고 그 땅에서 또 다른 나무가 자란다. 마찬가지로 혹이 잘 생기는 체질이라면 아무리 제거해도 혹이 또 생길 수 있다.

그래서 추적 관찰을 하는 게 낫다. 6개월 뒤에 검사해보고 괜찮다면 1년마다 검사하면 된다. 있는 혹을 다 떼고는 이

제 깨끗하다고 믿고 검사를 안 하다가 유방암에 걸리는 사람도 꽤 많다. 유방 검사를 주기적으로 하는 게 더 안전하니, 내가 늙어 죽을 때까지 해야 하는 검사라고 생각하자.

초음파는 다른 검사에 비하면 가격이 그렇게 비싸지도 않다. 특히 유방 초음파는 급여도 돼서 본인 부담이 적다. 그 정도로 자신에게 투자함으로써 더 큰 비용을 막을 수 있다. 내 몸을 지키기 위한 비용이라고 생각하자.

예방을 위해 유방 검진을 하고 싶다면 포털 사이트에 우리 동네 이름과 '유방 초음파'를 검색하고 병원 웹사이트에 들어가서 의료진 설명을 보라. 유방 전공을 한 영상의학과 의사가 있는지 찾아보면 된다.

만약에 우리 동네에는 영상의학과 의사가 있는 병원이 없다면 유방외과를 찾아가면 된다. 유방외과 의사의 경력을 보고 되도록 경험이 많은 사람을 택하는 게 좋다. 개원한 지 오래된 의원이 좀 더 신뢰할 수 있다고 본다. 초음파는 의사의 경험이 굉장히 중요하기 때문이다.

Chapter 5

가깝고도 먼 자궁,
암이 되는 신호들

    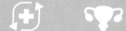

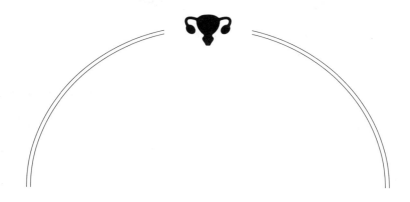

파마를 하면 자궁암에 걸린다?

여성들이 제일 많이 사망하는 암은 첫 번째가 난소암이고 두 번째가 자궁내막암이다. 세 번째는 자궁경부암이다. 이처럼 자궁암은 발병률도 사망률도 높기 때문에 여성이라면 두려울 수밖에 없다.

자궁은 역삼각형 모양을 하고 있다. 입구 쪽은 자궁 경부라고 하는데, 자궁 경부에 생기는 암이 자궁경부암이다. 자궁경부암은 99.7퍼센트가 성관계에 의해, 즉 인유두종바이러스 HPV 감염에 의해 발생한다고 알려져 있다. 자궁경부암에 걸리는 연령대는 굉장히 낮아서 40대 이하 젊은 사람이 많다.

그리고 그 위에 있는 자궁 체부의 4분의 3 쪽에서 생기는 암을 자궁내막암이라고 한다. 자궁내막암은 에스트로겐 노출에 따라 증가한다고 생각하면 된다. 또 하나 중요한 요인은 비만이다. 비만인 여성이 자궁내막암에 걸릴 확률이 20~300 퍼센트까지 올라간다.

이처럼 자궁내막암은 비만과 관련되기 때문에 잘사는 나라일수록 흔하게 걸리는 암이기도 하다. 잘사는 나라일수록 비만도도 높고 당뇨도 많기 때문이다. 그래서 우리나라도 갈수록 자궁내막암이 증가하고 있다.

비정형 자궁 내막 증식증도 있다. 자궁 내막이 증식하는 것 자체가 암 발병률을 높이기 때문에 비정형 자궁 내막 증식증도 거의 유방암과 비슷한 원인을 가지고 있다. 그리고 유방암 치료제인 타목시펜을 복용하는 사람도 비정형 자궁 내막 증식증의 위험성이 올라간다고 한다.

최근 흥미로운 연구 결과가 발표되었다. 미국 국립암연구소에 따르면 1년에 3~4번 이상 매직 파마를 하면 자궁내막암에 걸릴 확률이 2배 이상 높다고 한다. 미용실에서 파마를 하다 보면 뜨거운 고대기를 사용하는데, 온도가 올라가면 화학

약품들이 두피에 흡수가 잘된다. 그렇다 보니 각종 유해 물질이 두피로 흡수되어서 이것이 결국에는 자궁내막암을 발병시킬 수 있다는 것이다. 그러니 파마 등의 횟수를 좀 제한하는 게 좋을 것 같다.

테스토스테론 농도가 높은 사람도 자궁내막암의 위험이 높다는 연구 결과가 있다. 그래서 호르몬의 균형이 깨진 사람이라면 주기적으로 자궁 내막 검사를 꼭 하는 게 좋겠다. 당뇨와 인슐린 저항성이 있는 사람도 마찬가지로 자궁내막암의 위험성이 높으므로 검사를 해보자.

남자도 HPV 백신을 맞아야 하는 이유

자궁암은 암세포가 자궁 안에만 머물러 있을 때는 증상이 거의 없다. 비교적 초기나 중기쯤 되면 생리 기간이 아닌데 부정 출혈이 있다든지, 성관계 후에 각종 출혈 증상이 나타날 수 있다.

암이 조금 더 진행되면 하복부에서 딱딱한 덩이가 만져진다. 종양이 커져서 인접한 장기를 누르게 되면 하복부 통증도 나타날 수 있다. 암세포가 장을 누를 경우에는 갑자기 변비가 생길 수 있다. 암세포가 방광을 누른다면 갑자기 소변을 자주 볼 수도 있다. 악취 나는 질 분비물이 나오거나 생리량이 많이 늘 수도 있다.

이처럼 암이 어떤 위치에 생기느냐에 따라서 증상은 다양하지만, 대표적인 증상은 부정출혈이라고 생각하면 된다.

자궁경부암은 성관계를 시작한 여성이라면 반드시 검사를 시작해야 한다. 자궁경부암은 바이러스가 감염이 됐을 때 5년에서 10년 정도 잠복기를 가지고 서서히 발생하기 때문에 10대에서부터 20대, 특히 30~40대까지는 자궁경부암 검사를 해야 한다. 나라에서도 2년에 한 번씩 무료로 검진 지원을 해주고 있다. 그래서 아무리 늦어도 2년에 한 번은 꼭 검사를 하는 게 좋다.

자궁내막암도 기본 2년 주기로 검사하고 가능하다면 1년에 한 번 검사하자. 산부인과에 가면 1분이면 끝나는 검사다. 자궁내막암을 일으키는 HPV는 120여 종이 있는데 그중에서 15개 정도가 위험하다고 알려져 있다. 특히 16번과 18번 HPV가 고위험군 인자다.

이 바이러스에 대한 백신이 개발되어 있는 상태이고,

2016년부터 만 12세 어린이들부터 맞을 수 있도록 국가에서 접종을 권하고 있다. 따라서 남녀 가릴 것 없이 산부인과에 가서 백신 주사를 맞는 걸 추천한다.

"남자가 왜 자궁암 백신 주사를 맞아야 하나요?"

이렇게 물을 수 있는데, 바이러스라는 것은 남녀 가릴 것 없이 왔다 갔다 하기 때문에 남성도 HPV 감염 보균자가 될 수 있다. 남성이라고 예외가 아니니 꼭 백신 주사를 맞으면 좋겠다. 아들을 둔 엄마라면 아들을 산부인과에 데려가는 것도 좋다. 15세부터 거의 45세까지 백신을 맞을 경우 예방 효과가 있기 때문에 남녀 모두 이 바이러스 예방 주사를 맞으면 안전하다.

아무도 방심할 수 없는 암

여성이라면 나라에서 지원해주는 자궁경부암 검사를 해도 좋고, 산부인과에 가서 상담해보면 내 상황에 맞게 처방을 내려줄 것이다. HPV 검사도 많기 때문에 나도 모르는 사이에 고위험 인자 바이러스에 감염되었다면 그에 따른 치료 방법도 알려줄 것이다.

'나는 백신을 맞았으니 경부암 검사 안 해도 되겠지'라고 생각할 수 있는데 절대 그렇지 않다. 자궁경부암 백신은 고위험군 바이러스 몇 개만 막아줄 뿐 모든 것을 막아줄 수는 없다. 그래서 반드시 자궁경부암 검사를 하기를 당부한다.

내 몸은 나 말고는 아무도 지켜줄 사람이 없다. 그러니 여성이라면 반드시 산부인과에 가서 자궁경부암 검사를 하고 HPV 백신도 맞자. 바이러스에 감염된 건 없는지도 확인해보면 좋겠다.

자궁 내막 같은 경우에도 초음파로 확인하면 자궁 내막이 얼마나 두꺼워져 있는지 등을 다 파악할 수 있다. 자궁내막암은 에스트로겐 노출 횟수와 빈도에 따라서 암 발생률이 올라가기 때문에 생리와 배란을 많이 할수록 자궁내막암 위험성이 높아진다.

보통 40~50대 이후 여성들이 자궁내막암의 위험성이 올라간다고 하지만, 30대에도 많이 걸린다. 그래서 생리 시작하고 한 20세부터 그냥 꾸준히 산부인과에 가서 검사를 받아보는 게 좋다. 자궁경부암과 마찬가지로 자궁내막암도 '나는 백신을 맞았으니까 안전하겠지'라고 방심해서는 안 된다.

피임을 위해 자궁 내에 삽입하는 자궁 내 장치IUD가 있는데, 이것을 시술하면 프로게스테론이라는 호르몬도 나오므로 해서 자궁암에 대한 보호 작용을 해준다. 복합경구 피임약도 자궁내막암을 예방하는 효과가 있다고 알려져 있다.

하지만 100퍼센트란 없기 때문에 내가 아무리 보호 인자를 가지고 있고 위험 인자가 없다고 하더라도 방심하지 말고 정기적인 검진을 꼭 하길 바란다.

백신이 나왔기 때문에 자궁경부암의 발병률이 획기적으로 많이 감소하긴 했다. 그럼에도 많은 사람이 자궁경부암에 걸린다. 그만큼 굉장히 무섭고 흔한 암이기 때문에 특히 40대 이하라면 자궁경부암에 대해 알고 예방할 필요가 있다.

만약 청소년 또는 초등학생 아이를 둔 학부모라면 아이가 만 12~15세쯤 됐을 때 병원에 데려가서 백신 주사를 한두 번 맞아두는 것도 좋다. 이 경우 성적인 활동을 시작하기 전에 면역이 형성되므로 자궁경부암 예방 효과가 최대화된다.

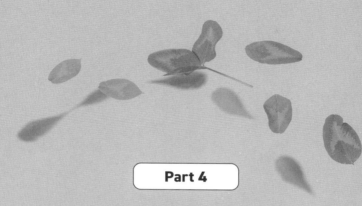

Part 4

암 걸리지 않는
습관 만들기

Chapter 1

암을 유발하는
모든 것을 피하라

 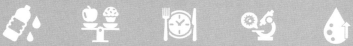

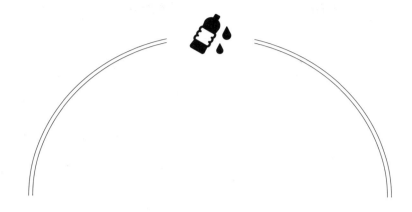

지금도 우리 몸속에서 암세포가 생기고 있다

　우리 몸에서 하루에도 수천 개에서 1만 개 정도까지 돌연변이 세포가 계속 생긴다. 지금 이 순간에도 내 몸속에서 돌연변이가 생기고 있다. 그걸 우리 몸에서 암으로 가지 않도록 계속 죽여서 암세포로 발전하지 못하게 하는 것이다. 이처럼 암을 억제하는 유전자를 '과오수정 유전자'라고 한다.

　그런데 돌연변이 세포들이 면역세포들의 눈을 피해 자랄 수 있다. 드물긴 하지만, 암의 '파종seeding'이 하늘에서 뚝 떨어지듯이 복막이나 늑막에 갑자기 생길 수도 있다.

우리 몸에는 현대 의학으로 발견할 수 없는 아주 작은 암세포가 잠복해 있을 수 있다. 나쁜 식습관과 생활 습관을 이어가면 암세포가 딱 태어나기 좋은 환경이 되고, 어느 순간 내 몸에 싹을 틔우는 것이다.

누구나 암에 대한 두려움을 가지고 있다. 더군다나 암에 걸려본 사람이라면 완치 판정을 받았더라도 '암이 또 생기면 어떡하지?'라는 걱정을 제일 많이 한다. 보통 5년 동안 재발이나 전이가 없으면 완치됐다고 말하는데 사실 암에 완치란 없다. 5년까지 재발을 안 했으면 생존 확률이 많이 높아진 건 사실이지만, 완치 판정을 받았다고 하더라도 내 생활 습관에 따라서 언제든지 재발할 수 있다.

그래서 죽을 때까지 관리해야 한다. 암은 사실 성인병의 연장선이기 때문에 생활 습관과 식습관을 고치지 않는 이상 항상 위험이 도사리고 있다고 보면 된다.

암을 예방하고 재발과 전이를 막는 가장 좋은 방법은 전문 의료진을 신뢰하는 것이다. 지푸라기 잡는 심정으로 '누가 무슨 치료로 좋아졌다더라', '뭘 먹어서 암을 치료했다더라'라는 말에 이끌려 민간요법이나 과학적으로 검증되지 않은 방법에 돈과 시간을 쓰는 환자들이 있다. 하지만 의료진과 대화를 통해 신뢰 관계를 형성하고 의사 소견을 따르는 것이 가장 좋은 방법이다.

물론 뛰어난 실력을 가진 의사도 환자들과 공감하는 능력은 떨어질 수 있다. 나도 병원에 갔다가 의사의 태도에 마음이 상할 때도 있다. 하지만 기본적으로 의사들이 처방하는 것은 전 세계적으로 임상 실험까지 마치고 과학적으로 뒷받침되는 치료법이므로 믿고 따를 수 있다.

일상에 스며 있는 발암 물질

우리가 흔히 말하는 발암 물질은 보통 다 최근에 알려진 연구 결과다. 그렇다 보니 그동안 일상생활에서 위험성을 모른 채 노출되어온 발암 물질이 많다.

내가 제일 좋아하는 음료가 커피인데, 커피도 발암 물질과 관련이 있다. 커피 자체가 발암 물질이라는 게 아니라 커피를 마실 때 어떤 용기에 담아서 마시느냐에 따라서 발암 물질을 흡입할 수 있다.

많은 사람이 카페에서 일회용 플라스틱 컵에 커피를 마신다. 그런데 바로 여기에 문제점이 있다. 일회용 플라스틱 컵에는 발암 물질로 등록된 안티몬, 포름알데히드, 아세트알데히드 등이 포함되어 있다. 이런 물질들은 보통 주변 온도가 올라가거나 자외선을 �) 다거나 장기간 보관할 때 더 많이 나온다고 한다.

그 외에도 일회용 플라스틱 컵에는 미세 플라스틱 또는 나노 플라스틱이 많이 들어 있다. 일회용 플라스틱 컵 하나에 900억 개의 나노 플라스틱이 들어 있다. 그래서 내가 아이스 아메리카노를 테이크아웃해서 마시면 그 순간 몇백억 개의 나노 플라스틱을 같이 마시는 게 된다.

플라스틱은 100년 동안 안 썩는다는데 그 플라스틱이 우리 몸 안에 농축되면 중금속처럼 나쁘다. 이게 축적되다 보면 어떻게 신경계를 교란할지 알 수가 없다. 돌연변이 유전자들이 생기고 그것 때문에 암 발병률도 올라가는 기전이 될 수 있다.

어떤 사람은 "난 플라스틱 컵에 안 마시고 종이컵에 뜨거운 아메리카노를 마시는데?"라고 할 수 있다. 그런데 그건 더 문제가 된다. 종이컵에도 특수 코팅이 되어 있고, 여기에도 국제암연구소에 등록된 발암 물질이 들어 있다. 종이컵에 실온 상태의 물만 마셔도 나노 플라스틱이 3조 개 넘게 나온다고 한다. 심지어 100도에 가까운 뜨거운 물을 부어 마신다면 5조 개가 넘는 나노 플라스틱이 나온다.

그래서 종이컵이나 일회용 플라스틱 용기는 지구를 위해서도 내 몸을 위해서도 피하는 게 좋다. 텀블러를 이용하면 환경뿐 아니라 내 몸에도 좋다.

컵라면 용기도 마찬가지다. 뜨거운 물을 붓는 순간 용기에 함유된 발암 물질이 다 녹아서 나온다고 보면 된다. 커피숍에서 주는 종이 빨대에서도 마찬가지로 미세 플라스틱이 나온다고 보면 된다. 또 플라스틱 반찬통에서도 나노 플라스틱이 스며 나온다. 반찬통은 주로 냉장고에 넣어두어서 온도는 낮으니까 그나마 낫지만, 온도가 올라갈수록, 자외선에 노출될수록 몸에 나쁜 물질이 나온다.

따라서 플라스틱에 든 생수를 사놓는 경우 유통기한이 지나면 마시지 말길 바란다. 시간이 지날수록 생수병에서 나노 플라스틱 같은 발암 물질이 계속 새어 나온다.

그리고 갓난아기가 있는 집에서 생수병으로 분유를 만드는 경우가 있는데, 이 또한 좋지 않다. 생수병은 오랫동안 두고 마시는 게 아니다. 나는 생수를 사 마실 때 제조 일자를 봐서 제일 최근에 제조된 것을 사 마신다. 최근 제조된 생수일수록 조금이라도 나노 플라스틱이 적게 들었기 때문이다. 그리고 물을 다 마시지 않았더라도 오래 들고 다니지 않고 버린다. 제일 좋은 건 웬만하면 플라스틱을 사용하지 않는 것이다.

통조림 등의 캔도 안에 코팅 처리를 하는데, 여기에 비스페놀이라는 성분이 들어 있고 이 또한 발암 물질로 분류된다. 캔을 한 번 열면 그 안에 코팅된 성분이 공기 중 산소와 접촉해 변질되면서 발암 물질이 점점 더 빨리 나온다. 상온에 노출되면 발암 물질이 더 많이 나온다. 따라서 캔에 들어 있는 음식을 되도록 먹지 말고, 먹더라도 빨리 먹어야 한다.

나도 이걸 모를 때는 참치 캔을 따서 먹고 남은 건 그대로 랩에 싸서 냉장고에 넣어놓곤 했다. 그런데 절대 그렇게 하면 안 된다. 그렇게 하면 그 참치는 비스페놀과 함께 각종 발암 물질을 머금은 참치가 되는 것이다. 남은 것은 플라스틱이 아닌 반찬 용기에 따로 담아서 보관하고 웬만하면 빨리 먹는 걸 권장한다.

이런 비스페놀 같은 유형은 우리 몸에 들어오면 자연적인 호르몬의 흉내를 낸다. 진짜 호르몬이 아닌데도 우리 호르몬 수용체에 결합해서 내분비 교란을 일으킬 수 있다. 아이들이 이런 물질을 많이 먹을 경우에는 사춘기 오기 전에 성조숙증에 걸릴 수도 있다.

탄 고기를 먹으면 암에 걸린다?

고기를 구워 먹을 때도 발암 물질이 나온다. 불에 직접 고기가 닿을 때 나오는 연기에서 '다핵방향족탄화수소PAHs'라고 하는 발암 물질이 나온다. 또 '벤조피렌'이라고 하는 물질도 검출되는데, 이것 역시 폐암을 비롯한 각종 암을 유발하는 성분이다.

벤조피렌은 고기가 200도 이상으로 불에 탈 때 가장 많이 나온다. 집에서 프라이팬에 고기를 구울 때는 180도 이상으로 잘 올라가지 않는다. 그런데 식당에서 먹으면 200도 이상 올라가면서 발암 물질이 나오게 된다.

고기를 구워 먹을 때 탄 부분을 먹으면 암에 걸린다는 말을 들어봤을 것이다. 그래서 탄 부분은 정성껏 잘라서 먹는 사람이 많다. 그런데 탄 부분 외에도 그냥 고기에 연기가 닿으면 발암 물질이 나온다고 보면 된다. 탄 부분을 아무리 제거해도 그 고기는 발암 물질이 많이 배어 있는 고기다. 그리고 그 연기는 우리가 마시는 것 외에 피부로도 흡수된다.

따라서 외식으로 고기를 구워 먹는 것은 자제하는 게 좋다. 일주일에 한 번씩 식구들과 외식으로 고깃집에 가는 걸 좋아했었는데 이 사실을 알고부터는 자제하고 있다. 만약에 나는 고기를 너무 구워 먹고 싶다면 마늘이나 양파 등의 채소나 향신료처럼 암을 억제한다고 알려진 식재료를 곁들여서 고기를 태우지 않고 구워 먹으면 낫다. 고기를 한 점 먹을 때 채소는 5장 먹는다고 생각하면 그나마 발암 물질을 억제하는 효과가 날 것이다.

지금까지 설명한 것이 현실적으로 실현 불가능한 조언이라고 생각할지 모르겠다. 현대인이라면 플라스틱을 많이 쓰고, 특히 우리나라 사람들은 일상적으로 고기를 구워 먹으니까 말이다. 습관을 바꾸는 건 쉬운 일이 아니지만 조급해하지 말고 조금씩 일상을 바꿔나가면 건강한 몸과 마음을 가지게 될 것이다.

Chapter 2

암을 예방하는
최고의 습관

 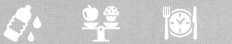

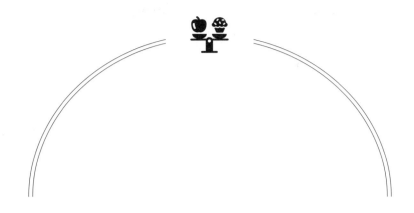

나도 모르게 혈당을 폭발적으로
치솟게 만드는 생활 습관

암과 당은 떼어놓을 수 없는 관계인데, 의외로 이걸 모르는 사람이 많다. 《미국의사협회 종양학회지JAMA Oncology》에 따르면, 암 환자 같은 경우에서 2년 정도 안에 당뇨로 발병할 위험성이 35퍼센트까지 된다. 반대로 당뇨 환자들도 장기적으로 봤을 때 암 발병률이 높다. 그래서 암과 당뇨는 '닭이 먼저냐, 달걀이 먼저냐'의 논쟁처럼 누가 먼저랄 것 없이 유기적으로 연결되어 있다.

국내의 한 연구에 따르면 양치질을 꾸준히 하면 당뇨 발병률이 낮아진다고 한다. "양치질과 당뇨가 무슨 상관이지?"라고 할 수 있는데, 양치질을 제대로 안 하면 치주염 같은 염증이 생길 확률이 높아진다. 양치질을 안 하면 상식적으로 입속이 더러워져 있는 상태이고, 작은 상처가 날 경우 이를 통해 세균 감염이 되면 쉽게 치주염이 생길 수 있는 것이다. 그게 장기적으로 혈관의 염증으로 이어지고, 그 혈관의 염증이 당뇨로 이어진다는 게 이 연구의 골자다.

또한 수면이 우리 건강에 굉장히 중요한 영향을 끼친다. 잠을 너무 안 자거나, 반대로 너무 많이 자도 당 수치가 올라간다. 수면 시간은 7~8시간 정도가 적절하다고 본다. 이것보다 더 많이 자거나 이거보다 덜 자도 스트레스 호르몬인 코르티솔이 나온다.

예를 들어 지진이 났다거나 터널에 갇혔다거나 물에 빠지면 우리는 극심한 스트레스를 받을 것이다. 그러면 생존하기 위해서 우리 몸에서 코르티솔이 확 나온다. 그러면 몸이 경각심을 가지면서 뇌의 영양분인 포도당을 분출한다. 그래야 살아남기 때문이다.

그래서 코르티솔이 분비되면 당 수치가 급격하게 올라간

다. 그런데 이게 장기간 지속되면 세포들이 당에 무덤덤해진
다. 당이 계속 쏟아져 나오니까 '어제도 나왔는데 또 나왔네?'
라며 세포들의 반응이 더뎌지고 세포 안으로 당 흡수가 잘되
지 않기 시작한다. 즉 인슐린 저항성이 커지는 것이다. 그래
서 수면에 문제가 생기면 당뇨의 위험성이 올라간다.

알고 보면 당 수치를 높이는 음식들

예전에 나는 한 끼 식사로 간단하게 초밥이나 김밥을 많
이 먹었다. 이것 자체가 문제가 되는 건 아니지만, 보통 이런
음식에는 흰쌀밥이 들어가고 집에서 한 밥보다 맛있다.

백미처럼 흡수가 잘되는 음식일수록 혈당은 더 빨리 오
른다고 보면 된다. 반면 잡곡밥은 도정을 덜 하기 때문에 소
화가 잘 안 되지만 흡수도 덜 되고, 그만큼 당이 천천히 올라
간다. 알다시피 당은 천천히 올라갈수록 좋은 것이다. 그래야
우리 몸속 세포들에게 일할 시간을 줄 수 있다. 초밥 같은 경
우에는 밥에 식초나 설탕을 버무려서 은근슬쩍 당이 높다.

갈아 마시는 건강 주스나 과일 주스도 당 수치를 올린다.

100퍼센트 착즙 주스라고 해도 사실은 당 덩어리이기 때문에 우리 몸속 혈관의 포도당 수치를 크게 올린다. 탄산음료도 설탕 덩어리라고 보면 된다.

이처럼 당이 많이 든 음식을 먹고 마시는 것은 아주 나쁜 습관이다. 그래서 나는 웬만하면 음료수를 사 먹지 않는다. 음료수의 성분표를 보면 설탕이 안 들어간 음료수가 거의 없다.

그러면 제로 콜라를 마시면 되지 않을까? 물론 설탕이 든 것보다는 제로 음료가 낫다고 본다. 그러나 근본적으로는 음료 자체에 대한 의존성을 조금씩 줄여나가는 게 좋다고 생각한다. 당장은 힘들더라도 오늘 두 잔 마실 거 한 잔 마시는 식으로 조금씩 줄여나가면 좋겠다.

또 나는 카레를 좋아해서 '3분 카레'를 가끔 사 먹는다. 그런데 카레 같은 경우 걸쭉해서 밥을 비벼 먹으면 거의 씹을 것도 없이 후루룩 먹게 된다. 우리가 씹는 행위를 거의 안 하게 된다. 그런데 이처럼 저작 운동을 안 하면 당 수치가 쉽게 올라간다.

또한 카레에는 전분이 많이 들어가는데 전분도 단당류다. 당이 단순한 구조일수록 흡수가 잘되는데 단당류가 그렇다. 우리가 흔히 먹는 빵, 떡, 면 등은 모두 단당류로 되어 있다.

죽도 쌀을 으깬 것이기 때문에 소화도 잘되고 혈당도 잘 올라간다. 탄수화물을 잘게 쪼개서 갈아서 만든 것은 흡수가 잘되게 되어 있다. 환자들이 죽을 먹는 이유다. 씹기가 힘들고 소화가 잘 안 되는 환자들이 저작 운동 없이 먹고 흡수가 잘되라고 만든 게 죽이다.

그런데 건강한 일반인이 굳이 죽을 먹을 필요가 없다. 빵, 떡, 면, 죽은 다 안 좋다. 이런 음식을 우리가 굉장히 즐겨 먹는데 알고 보면 무서운 음식이라고 할 수 있다.

미숫가루나 선식, 건강식 셰이크를 식사 대용으로 많이 먹는데, 식사 대용으로는 괜찮지만 간식으로 먹는 건 말리고 싶다. 왜냐하면 이런 가루 음식이 혈당을 미친 듯이 올리기 때문이다. 이런 음식에는 곡류도 많이 들어 있고 영양도 많다고 말하지만, 사실 그런 장점보다는 혈당을 급격히 올리는 단점이 더 크다.

"다 내가 좋아하는 것들인데, 그럼 뭘 먹고 살라고?"

이렇게 말할 수 있다. 항상 말하지만 극단적으로 다 끊으라는 말은 아니다. 그게 힘들다는 건 나도 잘 안다. 되도록 줄이되 먹었으면 운동을 하면 된다. 이게 '병 주고 약 주고'일 수도 있지만, 당도 우리가 생존하는 데 중요한 영양분이다. 당 자체가 나쁘다는 게 아니니 균형 있게 섭취하면 된다.

만약에 혈당 수치를 굉장히 높이는 음식을 먹었다면 죄책감을 가지기보다 그냥 뛰면 된다. 운동을 하면 근육이 수축하고 팽창하며 성장하는데, 우리 몸의 근육은 글리코겐이라는 영양분을 먹고 큰다. 그런데 글리코겐이 당에서 만들어진다. 우리 혈관 속에 떠다니는 당을 근육 세포가 글리코겐으로 바꿔서 근육에 저장한다. 그렇기 때문에 운동을 많이 하면 혈당 수치가 떨어진다. 그러므로 오늘 너무 과식했더라도 운동하면 된다. 운동하면 당 수치가 주르륵 떨어진다!

다만 일상에서 우리가 몸에 나쁜 걸 모르고 먹는 경우가 많다. 나쁘다는 걸 알고 있으면 조금이라도 덜 먹게 될 것이고, 장기적으로 우리 몸에 좋은 방향으로 나아갈 수 있을 것이다. 그러므로 이런 사실을 항상 염두에 두고 일상생활을 하면서 몸을 건강하게 리셋해나가기를 바란다.

일어나자마자 하는 이 습관이 암을 사라지게 한다

아침에 아무 생각 없이 일어나는 사람이 많을 것이다. 그런데 24시간 중에서 첫 스타트가 아주 중요하다. '생활 습관 의학'이라는 말이 있다. 우리가 가지고 있는 생활 습관이 수명을 좌우한다는 것이다. 실제로 생활 습관을 제대로 고치면 평균 수명을 늘릴 수 있다는 연구 결과가 있다.

나는 공부를 많이 하던 학생 시절에는 올빼미형 인간이었다. 시험 때는 24시간 중에 4시간만 자면서 공부한 적도 있다. 그렇게 몇 달을 하고서 온몸이 망가지는 게 느껴졌다. 먼저 얼굴에 트러블이 생기고 배변 습관이 변했다. 그리고 아침 습관이 건강을 좌우한다는 걸 실감했다.

건강한 아침 습관을 위해서는 일단 잠을 푹 자야 한다. 그러면 아침에 눈 뜨기도 쉬워진다. 멜라토닌 호르몬이 밤 10시쯤부터 분비되기 시작하기 때문에 되도록 밤 10시에서 아침 6시 사이에는 자는 것을 추천한다. 멜라토닌은 밤에 활성화되는 호르몬으로 인간의 일주기 리듬을 좌우한다. 우리는 멜라토닌이 나오면 '잠이 온다, 자야겠다'라고 생각하게 된다.

그런데 수면에 제일 중요한 요건이 빛이다. 밤늦게까지 휴대폰을 보면서 눈에 빛이 들어오게 만들면 멜라토닌 분비가 억제된다. 멜라토닌 분비가 억제되면 어떻게 될까? 멜라토닌이 하는 중요한 역할이 면역세포들을 활성화하는 것이다. 그런데 밤낮이 바뀌어서 멜라토닌 호르몬 수치가 감소하면 면역력이 떨어지게 된다. 그리고 장기적으로 봤을 때 암 발병률이 올라간다.

"나는 올빼미형 인간인데 어떡해요?"

이런 사람이 하루아침에 생활 패턴을 바꾸기는 힘들 것이니 조금씩 바꿔보길 바란다. 만약 평소 새벽 3시에 잤다면 오늘은 새벽 2시에 자는 식이다. 이것도 힘들면 자는 시간을 30분씩이라도 당겨보는 것이다.

아침에 일어나면 기지개를 쭉 펴자. 기지개를 먼저 켜면 우리 몸의 근육들이 스트레칭이 되면서 빵빵하게 긴장되는데, 이것이 일어날 때가 됐다는 신호를 몸에 주게 된다.

그런 다음 공복에 물을 한잔 마시자. 밤에 자기 전에 머리맡에 물 한 잔을 두고 잔 후 아침에 일어나서 마시는 것도 방법이다. 찬물은 권하지 않는다. 병원에서 수액을 맞을 때 수액이 차가운 걸 본 적 있는가? 수액은 항상 상온이다. 우리 몸의 온도에 맞는 수액을 넣어야 하기 때문이다.

우리는 자면서 땀도 흘리고 중간에 깨서 소변을 볼 때도 있다. 그래서 일어나자마자 수분을 먼저 보충해야 한다. 몸속으로는 물을 흘려 넣으면 '위대장 반사 운동'이라고 해서 소장과 대장이 깨어난다. 그러면서 배변 활동도 좋아진다. 또 혈관 속의 혈액들이 밤새도록 탈수 현상을 일으키기 때문에 끈적끈적해 있는 상태인데, 거기에 물을 넣어주면 혈관들을 정화하는 것과 같아서 신체 활동을 각성해준다.

아침에 뭘 먹느냐가 중요하다

아침 식사도 중요하다. 아침에 잠을 더 자겠다며 아침 식사를 거르는 경우가 많다. 나도 한때 그랬는데 아침에 끼니를 거르고 일을 하면 짜증이 나는 걸 느꼈다. 점심 시간까지 공복이 지속되다 보면 사람이 신경질적으로 바뀐다. 당 수치가 너무 떨어지니까 기분 자체가 처진다.

기본적으로 아침 식사로 뭐라도 좀 먹는 게 좋다. 이것은 많은 연구에서 이미 입증된 사실이다. 아침 식사를 하면 심혈관 질환 예방 효과가 있고, 남성은 40퍼센트, 여성은 22퍼센트까지 사망률을 감소시키는 효과가 있다.

아침 식사를 하라고 해서 거하게 칠첩반상을 먹으라는 게 아니다. 과하지 않게 먹어도 충분하다. 내가 먹는 아침 식사를 소개할 테니 취향껏 참고해서 식단을 구성해보길 바란다.

나의 경우에는 아침에는 시간이 없으니까 전날 양배추를 생으로 잘라놓고 잔다. 그리고 아침에 일어나서 케첩을 아주 살짝 뿌려서 먹는다. 케첩에도 당이 많기 때문에 많이 뿌리는 건 권하지 않지만 약간 간이 될 정도로만 뿌려서 먹는 건 괜찮다. 양배추에는 비타민U와 비타민K가 많고 설포라페인 같은 성분이 있어 우리 몸속 혈액을 깨끗이 해준다. 양배추는 암 예방에도 좋다는 연구 결과가 실제로 있다. 브로콜리도 호불호가 많긴 한데 데쳐놓고 아침에 조금이라도 먹으면 좋다.

나는 두유도 마신다. 당 성분이 없는 두유를 사놓는다. 두유와 양배추만 먹어도 식사 대용이 된다. 식구들에게는 귀리 시리얼을 챙겨준다. 귀리는 《타임》에서 선정한 세계 10대 푸드에 들어갈 정도로 몸에 좋고 아침 식사로도 손색이 없다.

채소를 정말 싫어하는 사람도 있다. 아침에 탄수화물을 먹고 싶다면 감자를 추천한다. 단 튀긴 감자는 금물이다. 튀긴 음식이 좋지 않다는 건 앞에서 설명했는데, 그뿐 아니라 튀기는 과정에서 영양소가 다 파괴된다.

감자에는 각종 무기질과 비타민이 들어 있고 쌀밥을 대체할 수 있을 만큼 탄수화물이 풍부하다. 그래서 감자를 간식으로 먹으면 안 되고 밥 대신에 먹어야 한다. 감자 한 알 정도는 아침 공복에 먹으면 좋다.

주의해야 할 것은 급격하게 혈당을 올리는 것이다. 시리얼의 경우 성분표를 보면 당이 많이 들어 있는 경우가 많다. 그러므로 성분표를 꼭 확인하고 당 성분이 적은 것을 선택하길 바란다.

공복에 혈당이 갑자기 치솟으면 우리 세포들이 정신을 못 차린다. 그래서 인슐린 저항성이 안 좋아지고, 인슐린 저항성이 안 좋아지면 핏속 혈당 수치가 높은데도 세포들이 인지하지 못해서 인슐린을 내보내지 못한다.

그리고 건강즙이나 과일 주스를 마시는 사람이 많은데, 그건 권하지 않는다. 그냥 과일이나 과일 주스나 똑같은 거 아니냐고 묻는 사람도 있는데, 생과일을 씹어 먹는 게 더 좋다. 과일을 씹어서 먹으면 혈당도 좀 덜 올라가기 때문이다. 반면 과일 주스를 마시면 뇌가 인지할 틈도 없이 꿀떡꿀떡 넘어가서 흡수가 너무 잘되기 때문에 혈당이 급격히 올라간다. 음식은 많이 씹을수록 혈당이 천천히 올라간다고 생각하면 된다.

아침 하면 커피를 빼놓을 수 없다. 나는 공복에는 절대 커피를 마시지 않는다. 뱃속을 약간 채운 후에 커피를 마신다.

커피에 대해서는 앞에서도 설명했듯, 카페인이 발암 물질이라는 얘기도 있지만 실제로 연구에서는 커피가 암 예방에 도움이 된다는 연구가 더 많다. 이처럼 논란이 있는 경우, 그리고 내가 너무 좋아하는 식품인 경우 나는 적절히 즐기는 편을 택한다. 다만 믹스커피, 혹은 시럽이나 설탕이 들어간 커피는 권하지 않는다. 당의 위험에 대해서는 앞에서 많이 이야기했으므로 반복하지 않겠다.

요즘 많은 사람이 불규칙한 식사를 하면서 살아간다. 아침을 거르는 사람도 많다. 아침을 거르면 점심을 먹을 때 너무 배가 고파서 과식을 하는 경우가 많다. 또 빨리 먹게 된다. 게다가 우리나라 음식은 뜨거운 게 많다 보니까 뜨거운 음식을 빨리 먹다가 식도의 점막 세포도 다치고 식도암 발병률도 올라간다.

점심을 그렇게 먹으면 속이 더부룩하니까 소화가 잘 안 되어서 저녁은 또 늦게 먹게 된다. 저녁을 늦게 먹으면 우리 몸속 기관들은 밤새 일을 해야 한다. 그래서 다음 날 아침까지 속이 안 좋고 더부룩하다. 그러면 아침에 일어나서 식사를 또 거르게 된다.

만약 하루에 두 끼밖에 못 먹는다면 시간이라도 정해서 정해진 시간에 규칙적으로 식사를 하는 게 좋다. 그리고 한 번에 몰아 먹기보다는 조금씩 자주 먹는 게 좋다.

나이보다 어린 장기를 가진 사람들의 습관

같은 나이라도 누군가는 나이가 들어 보이는 반면 관리를 잘하면 어려 보이기도 한다. 우리 몸속 장기들도 동안이 있다. 초음파 검사를 하다 보면 나이가 들수록 장기들도 나이가 드는 게 초음파에서는 보인다. 그중에는 나이보다 건강한 장기를 가진 사람도 있다. 예를 들어 나이가 50대인데 30대의 장기를 갖고 있는 사람들이 있다. 그런 사람을 보면 외모도 동안인 경우가 많다.

이것은 타고나는 경우도 있지만, 장기가 건강한 사람 대부분이 건강한 생활 습관을 유지하고 있다. 이들의 생활 습관을 보면 공통적인 특징이 있다.

첫 번째는 일단은 몸에 안 좋은 걸 거의 안 한다는 것이다. 식단을 철저하게 하지는 않더라도 나름대로 소식한다. 채소

위주로 많이 먹고 단 음식은 안 좋아한다.

암세포는 우리 몸이 만성 염증화되는 과정에서 생기는 것이다. 혈관이 만성 염증화되면 유해한 성분에 노출되는 시간도 많아지고, 그럴수록 암세포가 태어날 기회를 많이 주게 된다. 그렇기 때문에 염증에 안 좋은 음식과 암세포의 먹이가 되는 당만 피해도 건강해진다. 그렇다고 그런 음식을 완전히 배제해서 살 수는 없기 때문에 하루 섭취량 권고량을 지키는 것부터 시작하고, 절반으로 줄여나가길 바란다.

나도 유난히 진료가 힘든 날에는 집에 가서 치킨을 시켜 먹기도 한다. 대신 많이는 안 먹는다. 예를 들어 피자를 시켜 먹는다면 최소한만 먹는다. 이런 음식이 먹고 싶으면 먹고 나서 운동을 하면 된다.

장기가 건강한 사람의 두 번째 공통점이 바로 운동이다. 실제로 운동을 일주일에 4시간 이상 한 사람은 유방암을 비롯한 각종 암 발병률이 크게 낮아진다는 연구가 꽤 많다. 유산소 운동은 하루에 20~30분 한다고 생각하면 된다. 뛰거나 빨리 걷기, 가볍게 걷기도 좋다. 그러나 운동의 효과를 보려면 땀이 날 정도의 강도로 해야 한다.

최소 10분 이상이라도 뛰면 효과가 있다고 알려져 있다.

이상적인 것은 20~30분이지만 이게 너무 힘들다면 10분이라도 뛰길 바란다. 사실 가만히 앉아 있어도 10분은 아주 금방 가는 시간이다. 하루에 단 10분이라도 나에게 투자하자.

건강한 사람들이 가진 또 다른 습관은 잘 잔다는 것이다. 잘 잔다는 건 무엇인가? 우선 잠을 규칙적으로 자는 게 중요하다. 그리고 최소 수면 시간을 지키는 것이다. 건강한 사람들에게 물어보니 일정한 시간에 하루 6시간 이상을 잔다는 공통점이 있었다.

우리 면역에 굉장히 중요한 부분에 관여하는 멜라토닌은 잠잘 때만 분비된다. 멜라토닌이 적절히 분비되어야 암세포가 태어났을 때 면역세포가 작동해서 암세포를 때려죽일 수 있다. 사람에게 최악의 고문이 잠을 못 자게 하는 것이라고 한다. 그만큼 잠을 못 자면 생활이 엉망이 된다.

뭐니 뭐니 해도 건강 검진이 가장 중요하다. 암을 잡아내는 방법은 오로지 현대 의학, 즉 내 힘이 아닌 타인의 힘을 빌리는 것인데, 그게 바로 건강 검진이다.

건강 검진으로 암을 전 단계나 초기에 발견하는 사람들은 이렇게 말한다.

"건강 검진을 해서 빨리 발견했기에 망정이지 안 했으면 어떻게 됐을지 너무 아찔해요."

물론 어찌 됐건 암에 걸렸다고 우울해하는 사람도 있다. 하지만 어차피 암이 될 것을 빨리 발견해서 빨리 일상으로 돌아갈 수 있으니, 암에 걸릴 운명이었다면 조금이라도 빨리 발견한 것에 대해 긍정적으로 생각하면 좋겠다.

작은 불씨일 때는 쉽게 발로 밟아서 끌 수 있지만, 그 불씨를 방치하면 큰 재앙이 된다. 암을 찾는 과정도 이와 비슷하다. 불씨가 커져 산을 다 태우고 난 후 수습하는 것보다 작은 불씨일 때 발견해서 빨리 꺼버리고 끝내는 게 낫다. 그러니 암에 걸렸어도 조기에 진단받았으면 오히려 '내가 오래 살 운명이구나'라고 긍정적으로 생각하면 좋겠다.

몸에 좋은 습관이 별거 아닌 것처럼 느껴질 것이다. 사실은 다 아는 이야기다. 문제는 알아도 실천을 안 하는 것이다. 기본적인 것만 지켜도 내 몸에 도움이 된다.

Chapter 3

간헐적 단식의
풍부한 효과

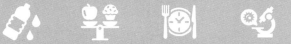

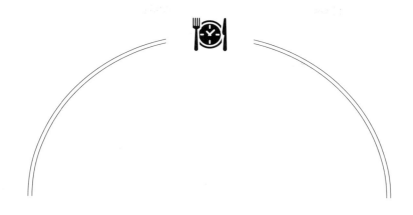

또래보다 10년 젊어지는 가장 간단한 방법, 간헐적 단식

내 몸을 지키는 기본 중의 기본이 바로 규칙적인 식습관이다. 불규칙적인 생활을 하면 암세포가 되는 돌연변이가 발생할 가능성이 커진다. 반면 규칙적인 생활과 규칙적인 식사를 하면 암과 관련된 돌연변이가 태어날 확률이 적어진다.

간헐적 단식에 대해 들어봤을 것이다. 일본 생물학자 오스미 요시노리가 오토파지Autophagy에 대한 연구로 노벨상을 받았다. 오토파지란 세포 내에서 손상되거나 불필요한 구성 요소를 제거하고 재활용하는 과정을 말한다. 이는 세포가 스트레스 상황에서 생존을 유지하고 건강을 지키기 위한 중요한 메커니즘이다.

그런데 오토파지를 작동시키는 효과적인 방법이 바로 간헐적 단식이다. 간헐적 단식 동안, 체내 에너지 공급이 줄어들면서 세포는 에너지를 절약하고 손상된 구성 요소를 재활용하기 위해 오토파지를 활성화한다. 이렇게 활성화된 오토파지는 세포의 품질 관리를 도와 노화와 관련된 손상 및 질병을 예방한다.

어릴 때 나의 어머니는 밥을 차리면서 '왜 인간은 귀찮게 하루 삼시 세끼를 먹어야 하는 모르겠다. 하루에 한 끼만 먹으면 좋겠다. 밥 차리는 게 너무 힘들다'는 말을 하곤 했다. 아마 주부라면 많이들 공감할 것이다.

우리는 왜 세 끼를 먹을까? 인류가 살아오면서 세 끼를 먹어야 생활이 잘 돌아간다고 느꼈기에 이렇게 정착됐을 것이다. 그런데 현대 사회로 오면서 꼭 세 끼가 필요하지는 않다는 생각이 든다. 옛날 사람들에 비해 현대인은 에너지 소비가 적고 영양 과잉의 시대를 살고 있기 때문이다.

내시경 검사를 받을 때 "8시간 금식하세요"라는 말을 들었을 것이다. 왜 하필 8시간일까? 진정한 공복은 8시간부터 시작되기 때문이다. 8시간이 지나면 내장 속에 소화할 음식물이 하나도 안 남는다고 보는 것이다. 그제야 위가 휴식 시간을 갖게 되고, 그동안 쌓인 불필요한 세포들을 처리할 시간이 생긴다.

그럼 8시간보다 더 오래 공복을 유지하면 어떻게 될까? 12시간, 15시간까지 공복을 유지하면 그때는 간에 있는 지방 세포들이 분해되기 시작한다. 그래서 지방간이 있는 사람이라면, 15시간 이상 공복을 유지하면 간 속에 저장된 지방이 분해되는 효과를 누릴 수 있다. 공복 시간이 길수록 우리 몸 안에 있는 세포들이 불필요하게 저장된 에너지들을 빼서 쓰게 된다. 내가 굶고 있으니 외부로부터 공급되는 영양분이 없는데 인체는 살아남아야 하기 때문이다.

공복 시간은 쉽게 말해서 청소 시간이라고 생각하면 된다. 물론 공복을 과다하게 길게 가져서 몸 안에 있는 영양분까지 싹 다 빼내버리면 문제가 된다. 우리 몸의 에너지가 아예 고갈되어서 신체가 축나는 것이다.

에너지가 고갈되기 전까지 단식을 하는 최적의 시간은 12시간부터 18시간까지다. 이 시간 동안 공복을 유지하면 내장 기관이 먼저 쉬었다가 그다음에 간세포가 쉬게 된다. 그러면 오토파지가 활성화돼서 우리 몸이 재생된다.

현실적으로 간헐적 단식을 하는 가장 좋은 방법

간헐적 단식을 시작해보고 싶다면 어떻게 해야 할까? 일단 야식을 끊는 게 시작이다. 사실 야식은 간헐적 단식을 위해서가 아니더라도 건강을 위해 금해야 할 일이다.

내가 뭔가를 먹기 시작하면 위와 식도, 소장, 대장이 강제적으로 노동을 해야 한다. 이 기관들이 쉬지 못하고 계속 일해야 하니 그것 자체가 스트레스를 유발한다. 나는 먹고 잤지만 그동안 내장 기관은 일하기 때문에 아침에 일어났을 때 속이 더부룩하다. 내 머리는 잤지만 몸은 자지 않았기 때문이다.

우리 몸의 내장 기관도 혈관이 돌아서 정화를 해야 하는데 몸속에 음식물이 들어오는 순간 정화될 수가 없다. 우리 몸이 끊임없이 돌아가는 과정에서 노폐물은 계속 나오고 활성 산소를 비롯해서 염증 반응이 발생한다. 이게 발암이라는 결과를 낳는다.

그러므로 건강을 위해서는 잠자는 시간만큼은 속을 비워야 한다. 그래야 간헐적 단식이 시작된다. 야식을 끊는 데 성공했다면 초보자 딱지를 떼는 것이다. 그다음에는 갑작스럽게 16시간 단식하는 것보다는 시간을 두고 단식 시간을 조금씩 늘여가 보자. 예를 들어 평소 8시간마다 식사했다면 아침 점심을 합쳐서 '아점'으로 한번 먹는 식으로 12시간 공복을 유지하는 것이다.

이렇게 일주일 해보고 괜찮으면 그다음에는 14시간 공복을 유지하고 10시간 동안 식사해보자. 한 일주일 정도 해보고 괜찮다 싶으면 16시간 공복을 유지하고 8시간 동안 식사하자. 이렇게 천천히 해나가면 어느 순간 간헐적 단식에 익숙해질 것이다.

내가 추천하는 건 규칙적인 식습관을 하다가 가끔 12시간 이상 공복을 유지하는 것이다. 나도 이 방법을 많이 쓴다. 직장인이라면 평일에 굶는 게 쉽지 않을 수 있다. 그러면 주말마다 간헐적 단식을 하는 것이다. 평일에는 규칙적인 식사를 소식하고 주말에 한 번 18시간을 물만 마시는 식이다. 이렇게 일주일에 한 번씩 몇 달 해보면 내 몸이 변하는 것을 느낄 것이다.

간헐적 단식을 할 때 가장 좋은 방법은 잠자는 시간을 이용해서 단식을 하는 것이다. 낮에 일하고 활동하는데 단식을 하면 너무 힘들기 때문이다. 저녁을 먹고 나서 8시 이후에는 물 말고는 안 먹는 게 좋다.

아침에 기상하면 우리 몸에서 자연적으로 스트레스 호르몬인 코르티솔이 분비된다. 왜냐하면 스트레스 호르몬이 분비되어야 우리 몸이 정신을 차리고 일을 하기 때문이다. 그래서 아침에 일어난 직후에는 밥맛이 없을 수밖에 없다. 이걸 이용해서 자고 난 다음 아침까지 공복을 유지하면 된다.

예를 들어 저녁 8시부터 금식을 했다고 해보자. 다음 날 아침에 6~7시에 일어나서 출근 준비를 하면 아침 8시까지, 즉 12시간 가까이 공복인 상태가 된다. 그 시간을 잠자는 걸로 번 셈이다. 그러고 난 다음 출근해서 물만 마시면서 한 3시간만 더 참는다. 그리고 11~12시쯤에 첫 끼를 먹는 것이다. 그러면 15시간 이상 공복을 유지하게 된다. 이 방법이 제일 효과적이고 효율적일 것이다.

"아침 식사는 하는 게 좋다더니 간헐적 단식도 추천하면 어떻게 하라는 건가요? 뭐가 더 좋은 방법인가요?"

이렇게 물을 수 있다. 나는 두 가지를 50대 50으로 보고 있다. 그리고 나도 50대 50으로 두 가지를 실행한다. 둘 다 좋다는 연구가 있기 때문에 둘 중에 뭐가 더 좋다기보다는 골고루 해보는 게 좋다고 본다. 예를 들어 만약 내일 쉬는 날이라면 아침 식사를 포함해서 규칙적으로 식사한다. 그런데 다음 날 아침에 아주 바쁜 날이라면 아침 식사를 굶고 가면 된다. 이처럼 자신의 일상생활에 맞게 두 가지를 적절히 실행하면 된다.

또 사람에 따라 아침을 꼭 먹어야 하는 사람이 있고, 물만 마시면서도 일을 잘하는 사람도 있다. 둘 다 해보고 자신에게 더 잘 맞는 방식을 택해도 좋다. 간헐적 단식도 한 끼만 안 먹을 뿐 엄밀히 보면 규칙적인 식사를 하는 것이다. 또 한 번에 몰아 먹지 않고 소식해야 하는 것도 동일하다. 이 두 가지만 지킨다면 두 방식 다 괜찮다.

나의 경우에는 둘 다 잘 맞아서 주말에는 아침을 먹고, 평일에 일할 때는 간헐적 단식을 한다. 옷도 입어보고 사듯이 둘 다 해보고 자신에게 맞는 방식을 찾아가자.

교대 근무나 밤샘 근무를 한다면 어떻게 해야 할까? 이 경우 자신의 생활 사이클에 따라 규칙적인 식사를 하면 된다. 꼭 하루 세 끼를 먹어야 한다는 강박을 가질 필요는 없다. 오후에 일어난다면 그때부터 잠들기 전까지 적당한 간격으로 2~3끼를 먹으면 된다. 중요한 건 규칙적인 식사를 소식으로 하는 것이다.

간헐적 단식에 실패하는 결정적 이유

간헐적 단식을 한다고 해서 무조건 굶어야겠다고 강박을 가지고 스트레스를 받는 건 좋지 않다. 먹는 것 자체가 우리에게 즐거움을 주는데 과도하게 제한해서 스트레스 호르몬이 나오면 몸에 더 부정적인 영향을 끼친다.

간헐적 단식을 결심하고 작심삼일로 끝나는 경우가 많다. 내 친구도 간헐적 단식이 좋다니까 한번 해보겠다고 하더니 2~3일 뒤에 연락이 왔다.

"난 도저히 못 하겠다. 그냥 이렇게 먹고 살다가 죽으련다."

억지로 단식을 하다가 식사를 재개할 때 폭식을 하는 경우도 있다. 그러면 폭식하고 나서 또 스트레스받를 받는다. '내가 미쳤지. 내가 왜 그랬지?' 하면서 자책감에 빠진다. 어떻게 보면 별것 아닌 것 같지만 간헐적 단식도 조금만 잘못되면 오히려 역효과가 날 수 있다. 몸에 안 좋은 스트레스 호르몬이 마구 나오면서 면역 기능이 오히려 떨어질 수도 있다. 그래서 내 생활 패턴과 의지에 맞게, 초보자라면 점진적으로 시작하는 게 좋다.

미국 심장학회에서 2003년에서 2018년까지 2만 명을 대상으로 설문 조사를 포함한 연구를 대대적으로 한 적이 있다. 간헐적 단식의 효과를 알아보려고 했던 검사인데, 간헐적 단식을 실행한 실험군에서 심장 질환 관련된 심질환 사망률이 66퍼센트 정도까지 올랐다.

이것만 봤을 때는 "뭐야, 간헐적 단식이 안 좋은 거야?"라고 할 수 있는데, 이 연구 자체가 설문에 의존한 한계가 있었다. 그리고 인간은 실험동물이 아니기 때문에 한 장소에 가둬놓고 간헐적 단식을 기계처럼 시킬 수는 없기 때문에 완벽한 통제가 된 실험은 아니었다.

연구 대상자들의 근육량이 좀 적었다는 점도 눈여겨볼 점이다. 단식을 했다가 식사를 할 때 균형이 맞지 않는 음식을 먹어서 근육 손실이 있었기 때문에 이런 결과가 나타나지 않았나 싶다. 그런데도 이 실험을 소개하는 이유는 간헐적 단식도 잘못하면 독이 될 수 있다는 것을 알리기 위해서다.

예를 들어 16시간씩 단식을 하고 8시간 동안에 마음껏 먹으라고 하니까 탄수화물 중에서도 단당류 위주로 먹는 사람도 있다. 그렇게 하면 탄수화물이 몸에 들어와서 다 지방이 되고 혈당 수치도 확 올리기 때문에 단식을 한 게 말짱 도루묵이 된다.

단식을 끝내고 첫 식사에서 이성을 잃고 고칼로리의 음식을 먹기도 한다. 고생했으니 치킨이나 피자를 먹어야겠다는 보상 심리가 작동할 수도 있다. 하지만 단식이 끝난 다음 식사를 할 때는 인슐린 분비와 혈당 수치에 크게 영향을 주지 않는 음식을 섭취해야 한다. 콩이나 두부, 오메가3가 풍부한 생선 위주의 음식을 잡곡밥과 함께 먹는 걸 추천한다. 간헐적 단식을 할 때는 음식의 질과 칼로리 섭취의 제한도 중요하다.

간헐적 단식을 할 때 주의할 점

간헐적 단식을 할 때 주의할 점이 있다. 당뇨를 앓는 사람은 인슐린을 맞는데, 간헐적 단식을 한다고 아무것도 먹지 않으면 큰일 날 수가 있다. 저혈당 쇼크가 올 수도 있기 때문에 반드시 내 몸에 맞춰서 해야 한다. 따라서 당뇨가 있다면 의사와 상담해서 결정하길 바란다.

또 성장기 청소년들이 무리해서 간헐적 단식을 하는 것은 절대 추천하지 않는다. 성장기에는 골고루 잘 먹는 게 좋다. 노인층의 경우 만약 젊어서부터 주기적으로 단식을 해왔다면 괜찮다. 그게 아니라 갑자기 단식을 한다면 몸에 무리가 갈 수 있으므로 의사와 상담을 하고 결정하는 게 좋다.

단식을 할 때 또 유의해야 할 것은 근육까지 소실되지 않게 하는 것이다. 암을 예방한다며 극도의 단식을 하는 사람이 있다. 그러면 면역력이 더 떨어져서 오히려 암에 걸릴 확률이 높아진다. 면역세포들이 힘을 내려면 일단 근육이 있어야 한다. 근육에서 만성 염증에 대응할 수 있는 화학 물질들이 생기므로 근육이 있어야 인슐린도 건강하게 작용할 수 있다.

우리 몸의 밸런스를 맞추기 위해서는 근육 세포들이 적절하게 살아 숨 쉬어야 한다. 그래서 단백질과 적절한 운동이 꼭 필요하다. 과도하게 단식을 해서 단백질 섭취를 안 하면 근육량이 팍팍 줄어들기 때문에 주의해야 한다. 단식 시간 외의 식사 시간에는 탄수화물, 단백질, 지방이 균형 잡힌 건강한 식사를 하면서 운동까지 꼭 곁들이면 좋겠다. 무엇보다 내 몸에 해가 끼치지 않는 범위에서 단식을 해야 한다.

단식을 하는 동안 물과 아메리카노 같은 블랙커피는 마셔도 된다. 다만 카페인을 과도하게 섭취하면 카페인 때문에 두근거림이나 부정맥 같은 부작용이 생길 수 있기 때문에 카페인에 과민한 사람이라면 피하는 게 좋다.

그 외의 주스나 탄산음료는 마셔서는 안 된다. 이런 음료에는 당과 인위적인 합성 첨가물이 들어가기 때문이다. 다만 녹차나 사과 향 식초에 대해서 논문을 찾아봤더니 그런 것까지는 마셔도 괜찮다고 한다.

간헐적 단식은 과학적으로도 효과가 있다고 입증된 생활 습관이다. 비교적 간단하고 실천하기 어렵지 않다. 자는 동안 공복을 유지하고 아침에 몇 시간 좀 더 참는 것으로 시작해보자. 식사를 할 때는 혈당에 무리가 안 가는 음식을 챙겨 먹자. 극도의 단식은 오히려 내 몸에 나쁜 영향을 끼칠 수 있으므로 균형 잡힌 식사를 함으로써 과도한 스트레스는 피해야 한다.

Chapter 4

암을 초기에 잡는 확실한 방법, 건강 검진의 기술

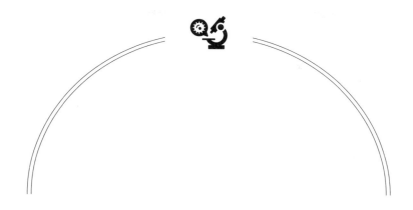

병원과 친해져라

스스로 컨트롤할 수 있는 생활 습관을 제외하면 제일 중요한 것은 당연히 병원과 친해지는 것이다. 건강 검진을 미리 잘 받자. 이것은 몇 번을 이야기해도 지나치지 않다. 물난리도 여름이 오기 전에 미리 대비해야 큰 피해를 막을 수 있는 것처럼 우리 몸도 건강 검진을 해야 어떤 일이 생겨도 헤쳐나갈 수 있다.

건강 검진은 대한민국 국민으로 태어났다면 마땅히 누려야 할 의무와 권리, 특히 권리에 해당한다. 이렇게 좋은 의료 시스템을 왜 누리지 않는가. 이렇게 훌륭한 질을 가진 의료 시스템을 갖춘 나라가 많지 않다.

건강할 때는 1년에 한 번 건강 검진을 하는 걸 추천한다. 그 외에 질환이 있다면 의사와 상의해서 검사를 받으면 된다. 예를 들어 유방에 혹이 있다면 어떤 혹이냐에 따라서 6개월마다 볼 수도 있고 3개월마다 볼 수도 있다. 그래서 내 몸의 상태를 먼저 확인하는 게 우선이다. 앞서 말했듯 대장내시경 같은 경우는 국가 검진에 있긴 하지만 3년에 한 번은 하라고 권한다.

젊다고 방심하면 안 된다. 의사 생활을 하면서 입원한 환자들을 보면 노인층이 많은데 심각한 병을 앓는 사람일수록 젊을 때 몸을 잘 보살피지 못한 경우가 많았다. 내가 몸이 아직 어리고 건강하다고 생각할 때 몸을 마구 쓰면 그게 서서히 축적되기 때문에 결국 노년기에 굉장히 고생하게 된다.

예를 들어 달고 기름진 음식을 마구 먹고 산다면 혈관에 찌꺼기가 점점 끼는데 젊으니까 당장은 표가 안 난다. 그런데 그런 식습관을 수십 년을 이어간다면 혈관이 서서히 막히고 그 증상이 늙어서 나타난다. 젊고 건강할 때는 우리 몸의 세포들이 빨리 재생하려고 노력하다가 어느 포인트를 지나면 면역력이 확 떨어지면서 급격히 혈관이 안 좋아지고 고생이 시작된다.

또 상대적으로 나이가 있는 사람은 "이미 나이가 많은데 인제 와서 검진은 해서 뭐 하나"라고 말하는 경우도 있다. 하지만 "나이 먹으면 죽어야지"라고 입버릇처럼 말하는 사람 중에 진짜 죽고 싶은 사람은 없다. 나이를 막론하고 성인이 되었으면 건강 검진은 받아야 한다. 주변 사람을 고생시키지 않고 건강하게 오래 살려면 건강 검진을 젊어서부터 열심히 해야 한다. 그것 말고는 답이 없다.

국가 검진을 최대한 이용하자

건강 검진을 받을 때 기본적으로 키, 몸무게, 허리둘레 그리고 체질량 지수BMI를 측정한다. 그다음에 혈압을 재고 시력과 청력 검사도 한다. 진단 검사에는 소변 검사와 피 검사가 있다. 피 검사는 빈혈 수치, 백혈구와 적혈구 수치, 혈소판 수치, 간 수치 그리고 당 수치를 측정한다. 어떤 장기에 문제가 생기면 피 검사로 어느 정도 알 수 있다. 예를 들어 술을 너무 많이 마셔서 간을 혹사해 간 수치가 올라가는데도 겉으론 표가 잘 안 날 수 있다. 그런데 피 검사를 하면 간 수치가 올라간게 확인된다. 그러면 간을 더 자세히 보기 위해 초음파 검사를 하면 된다.

모든 검사의 시작이 피 검사와 소변 검사다. 피 검사와 소변 검사 결과가 정상이면 건강할 가능하성에 한결 가까워지는 것이고, 이상이 나왔다면 구체적으로 어디에 문제가 있는지 알아내야 한다. 내 몸에 이상 신호가 있을 때 피 검사나 소변 검사가 힌트를 주는 셈이다. 또 심장이 잘 뛰는지, 부정맥이 있는지 체크하는 심전도 검사도 있다.

우리나라는 국민의료보험이 잘되어 있어서 발병률이 높은 암을 나라에서 챙겨준다. 어떤 나이가 되면 어떤 검사를 하라고 권고하니 그때마다 검사하면 된다. 그걸 안 받으면 내손해다.

5대암이라고 해서 제일 많이 걸리는 위암, 대장암, 간암, 자궁경부암, 유방암에 대해 나라에서 관리해준다. 2019년에는 폐암도 추가됐는데, 대신 고위험군에 한해서, 폐암이 검진 가능한 병원에서 검사할 수 있다.

위암의 경우에는 위내시경을 나라에서 무료로 지원해주

지만 그래도 위내시경을 20대에도 한 번쯤 해보고 30대부터 는 1년에 한 번은 하는 게 좋다.

대장암은 나라에서 대장내시경을 무료로 해주지는 않지 만 분변 잠혈 반응 검사를 해준다. 변을 봤을 때 암이 있으면 미세하게 출혈이 있다. 피가 나는지 안 나는지 테스트하는 종 이를 통해 분변 잠혈 반응 검사를 하고, 양성이면 대장내시경 검사를 나라에서 무료로 해준다. 대장암 검사도 대장 고위험 군에다 가족력도 있다면 3~5년 사이에는 꼭 한 번 검사해봐 야 한다.

간암은 고위험군인 사람들에게 복부 초음파를 지원해주 고, 여성들에게는 자궁경부암 검사를 지원해준다. 유방 같은 경우는 초음파는 나라에서 지원해주지 않고 유방 촬영은 만 40세부터 무료다.

한 가지 팁을 주자면, 건강 검진을 받을 때는 성수기를 피 하는 게 좋다. 10~12월이 성수기이기 때문에 늦봄이나 초여 름까지 건강 검진을 하는 게 좋다. 사람이 너무 몰리면 의사 도 사람이기 때문에 평소만큼 꼼꼼히 못 볼 수도 있고, 중요 한 것을 놓치는 일이 발생할 수 있다. 따라서 건강 검진은 사 람이 몰리기 전에 미리 여유롭게 받는 걸 추천한다. 그리고 초음파는 꼭 건강 검진 시기를 기다릴 것 없이 관련 과에 가서 받아봐도 좋다.

추가 검진은 뭘 받을까?

지금까지 설명한 검사들은 기본 중에 기본이므로 무조건 해야 한다. 그런데 사실 이것만으로는 부족하다. 그래서 추가로 검사를 받는 게 좋다. 그런데 건강 검진 항목을 보면 너무 많아서 도대체 뭘 추가해야 할지 모르겠다는 사람이 많다.

크게 부담 없이 할 수 있는 것은 초음파다. 초음파도 종류가 많은데 어떤 걸 선택할지 고민될 것이다.

우선 복부 초음파는 간, 담낭, 콩팥, 췌장, 비장까지 평가할 수 있으므로 추천한다. 그런데 BMI가 높고 복부 비만이 심하면 초음파로 투과하기 힘들기 때문에 복강 내 깊은 곳에 위치한 췌장이 잘 보이지 않을 수 있다. 그럴 때는 복부 CT를 찍어보라고 조언할 수 있다. 그런 의견을 들었다면 복부 CT를 찍어봐야 한다.

갑상선 초음파는 젊은 20~30대도 꼭 해야 한다. 갑상선암이 젊은 연령층에서 굉장히 많이 발생하기 때문이다. 또 여성이라면 유방 초음파를 20대부터 2년에 한 번씩 꼭 해보고 30대부터는 1년에 한 번 해야 한다. 유방암이 그만큼 엄청나게 많이 발생한다.

갑상선암은 초음파로만 진단이 가능하기 때문에 초음파를 꼭 한번 해보길 바란다. 유방도 마찬가지로 거의 99퍼센트 초음파로 진단한다고 보면 된다.

경동맥은 뇌로 가는 혈관의 대문에 해당되는데, 경동맥 초음파로 이 혈관에 대해 석회화를 볼 수 있다. 혈관에 석회가 낀 정도에 따라 앞으로 내가 뇌졸중 같은 뇌혈관 질환에 걸릴지 예측할 수 있다.

남성의 경우에는 전립선 초음파도 있는데, 보통 검진에서는 복부로 보기 때문에 제한이 많아서 대략적인 것만 본다고 생각하면 된다. 전립선을 자세하게 보려면 비뇨기과에 가서 항문 초음파를 해야 한다.

여성의 경우에는 골반 초음파가 있는데, 이것도 복강으로 보기 때문에 양쪽 난소나 자궁이 잘 안 보일 수 있다. 자세히 보려면 산부인과에 가서 질을 통해 보는 질 초음파를 해보길 바란다.

만약 심혈관계 질환이나 가족력이 있다면 심장 혈관을 보는 관상동맥 CT를 추천한다. 협심증에 대해 들어봤을 것이다. 협심증은 심장의 혈관에 문제가 생기면 심장에 산소 공급이 안 되기 때문에 심장이 일시적으로 마비가 되는 증상인데, 그게 반복되면 심근경색이 오고 심장마비로 죽을 수 있다.

관상동맥 CT를 찍었을 때 심장 혈관, 어느 정도 좁아져 있다면 혈관 내경을 확장해주는 스탠트 시술을 해야 할 수도 있다. 검진으로 이러한 증상을 조기에 발견해서 시술을 미리 받은 덕분에, 발생할 뻔했던 심장마비를 예방하는 경우가 왕왕 있다.

저선량 폐 CT는 고위험군에 한해 나라에서 지원해주는데, 고위험군이 아니더라도 30~40대가 되면 한번쯤 찍어봐도 좋을 것 같다. 저선량이라 방사선 위험도 크지 않아 괜찮은 검사다.

CT와 엑스레이는 방사선 인자를 이용해서 찍는 건데, 초음파처럼 우리 몸을 투시해서 보는 것이다. 우리 몸의 전체 단면을 볼 수 있는 검사다.

40세가 넘고 혈압이 높다면 뇌 MRA 검사를 해보면 좋다. 뇌 MRA 검사는 뇌혈관을 보는 것이다. 뇌 안에 혈관이 있는

데 고위험인자를 지닌 일부 사람들의 경우 어느 순간 어떤 이유로 뇌혈관의 일부가 늘어나기 시작한다. 동그랗게 뇌혈관이 풍선처럼 부풀어 오르는 것이다. 이것을 뇌동맥류라고 하는데, 특히 혈압이 높은 사람에게서 발생할 수 있고 가족력도 있다.

그러다 어느 순간 크게 화가 나는 사건처럼 혈압이 급격히 오르는 상황이 생기면 혈관의 꽈리가 풍선 터지듯이 팡 터질 수 있다. 그럼 어떻게 될까? 뇌출혈이 생겨서 잘못하면 바로 사망한다. 뇌 동맥류가 있는 사람은 시한폭탄을 안고 살아가는 것과 같다.

이 또한 미리 발견하면 색전술을 실시하여 갑작스러운 뇌출혈을 예방할 수 있다. 실제로 건강 검진에서 우연히 뇌동맥류를 발견하는 사람이 꽤 많다.

뇌 MRI의 경우는 최근에 급여가 됐기 때문에 신경과나 신경외과 의사가 있는 병원에서 더 저렴한 가격으로 찍을 수 있다. 그러니 굳이 건강 검진에서 비급여로 비싼 돈 주고 찍을 필요는 없을 것 같다.

득보다 실이 큰 건강 검진 항목

이와 달리 크게 효용이 없는 검사도 있다. 우선 폐기능 검사는 '후' 불어서 폐의 기능이 정상적인지 보는 검사로, 보통 수술을 할 때 전신 마취의 위험성을 판단하기 위해 많이 하는 검사다.

따라서 심하게 담배를 많이 피워서 호흡이 힘들다든지 천식 환자로 호흡기에 문제가 있는 경우가 아니면, 건강한 사람이라면 굳이 할 필요는 없다.

다음으로 조영 증강을 안 하는 '비조영' 증강 복부 CT가 있는데, 이것은 우리 몸 안의 장기를 평가하는 데 별로 도움이 안 된다.

조영 CT를 찍으면 조영제가 혈관을 통해 들어오고 장기에 혈액을 공급하는 수많은 혈관이 조영제를 흡수하면서 음영이 나타나게 된다.

예를 들어 간에 종양이 있다면 종양으로 공급되는 종양의 혈관 속으로 조영제가 유입되면서 종양만 밝게 나온다든지, 혹은 조영제가 안 들어가서 그 종양만 주변보다 어둡게 윤곽이 나타나는 식이다.

이런 식으로 조영제가 있을 때 평가가 가능하기 때문에 조영제가 없으면 그냥 다 그림자가 져서 나온다. 간에 혹이 생겼더라도 조영제가 없는 CT로 찍으면 다 회색 처리가 돼서 찍힌다. 그래서 조영 증강을 안 한 복부 CT는 팥 없는 붕어빵이라고 할 수 있다.

물론 경험이 많고 사진을 잘 보는 의사라면 그림자만 보고도 일부 평가할 수 있다. 그런데 문제가 보이면 어차피 조영제를 넣고 다시 찍기 때문에 방사선 노출이 2배가 되는 것이다. 그래서 이왕 검사할 거면 그냥 조영제가 들어간 복부 CT로 선택하는 게 좋다.

다만 조영 증강 CT를 찍다가 알레르기 반응이 일어나서 두드러기가 생긴다든지 갑자기 호흡 곤란을 겪는 사람이 있다. 검사 전에 알레르기 테스트를 하는데, 조영제에 관해서 과민한 알레르기 반응이 있는 사람은 비조영 증강 CT로 찍고 복부 초음파를 같이 하거나 복부 MRI를 찍어봐도 된다.

또 콩팥 기능이 저하된 신장 투석환자 같은 경우에는 조영제가 독으로 작용할 수 있으므로 꼭 필요한 경우가 아니라면 조양 증강 CT를 자제하는 게 좋다. 이런 특수한 경우에는 의사와 상담해서 결정하면 된다.

또 필요 없는 것이 PET-CT다. 대형 검진 센터에서 가끔 이 기계를 들여와서 찍으라고 권하는 경우가 있다. 온몸에 암세포가 있나 없나 체크해줄 수 있기 때문이다. 이것은 암 환자라면 다 찍어야 하는 것이기도 하다.

이렇게 좋은데 왜 추천하지 않을까? 왜냐하면 방사선 노출이 너무 크기 때문이다. 폐와 복부 CT 같은 경우에는 아무리 방사선 노출이 있어도 10mSv(밀리시버트)인데, PET-CT를 찍으면 그것의 2~3배에 달하는 방사선 노출이 있다. 그래서 득보다 실이 훨씬 크다. PET-CT는 암 환자들이 암 전이 여부를 평가하기 위해 찍는 것으로, 건강한 사람이 찍을 필요가 없다.

허리나 어깨, 무릎 MRI도 굳이 할 필요가 없다. 뇌 MRI를 제외한 이런 MRI는 건강하다면 굳이 건강 검진에서 찍을 필요가 없다. 증상이 있으면 찍는 게 맞지만 그냥 해당 과에 가는 게 낫다. 그편이 건강 검진으로 찍는 것보다 결과에 대해 더 상세한 설명을 들을 수 있을 것이다.

심장 초음파도 있는데, 이 또한 특별히 증상이 없다면 굳이 찍을 필요가 없다. 내가 잘 살아가고 있고, 걷고 뛰는 데 문제가 없으면 내 심장도 잘 뛰고 있는 것이다. 그걸 굳이 확인할 필요는 없다. 선천적으로 타고난 심장 기형이거나 유전성 심장 질환이 있는 경우라면 당연히 해봐야 하지만 그게 아니라면 비싼 돈을 내고 촬영할 필요는 없다. 뇌 CT도 특별히 외상이나 두통이 심하거나 증상이 있지 않은 한 굳이 찍어볼 필요가 없다.

암 걱정된다고 복부 CT를 막 찍으면 안 된다

복부 CT는 우리 몸의 인체 내부를 볼 수 있는 종합 백과사전이라고 할 수 있다. 복부 CT는 간부터 시작해서 췌장, 담낭, 양쪽 콩팥, 비장, 위장과 대장, 더 내려가서는 골반과 여성의 자궁, 남성의 전립선과 방광, 항문, 직장까지 볼 수 있다.

또한 CT 검사로 장간막을 포함한 대장과 소장의 전체적인 윤곽과 각종 복강 내 주요 혈관까지 한번에 파악이 가능하다. 한마디로 복강 전체를 한눈에 파악할 수 있는 굉장히 유용한 도구다.

사실 우리나라 같은 경우는 복부 CT가 굉장히 저렴한 편에 속한다. 그래서 OECD 국가 중에서 우리나라가 복부 CT

를 포함해서 CT 촬영 건수가 5위라고 한다. 그만큼 접근하기 좋고 가성비가 좋은 검사라는 인식이 있다. 실제로 맞는 말이긴 하다.

그런데 CT에는 큰 단점이 하나 있다. 바로 CT를 찍을 때 방사선이 나온다는 것이다. 그래서 아이들이나 임산부에게 복부 CT는 금기다. 방사선이라는 것은 우리가 자연적으로도 항상 받고 있는 것이기는 하다. 그런데 자연적으로 받는 방사선이 1년에 한 2.5mSv라고 보면 복부 CT는 거의 서너 배가 된다.

물론 CT 한 번 찍는다고 인체에 해가 되는 건 아니다. 100mSv 정도의 방사선에 단기간에 피폭됐을 때는 돌연변이 세포가 몸에서 태어날 수가 있어서 문제가 되지만, 10mSv 정도의 복부 CT 한 번 가지고 암이 생길 일은 없다.

그래도 방사선은 방사선이기 때문에 꼭 필요한 경우에만 찍는 게 좋다. 예를 들어 오른쪽 맹장염이나 급성 담낭염, 장천공이 의심된다면 CT를 찍어야 정확히 진단할 수 있기 때문에 이런 의학적인 소견이 있다면 찍는 게 맞다. 그리고 한 번 찍었는데 정상이었다면 매년 찍을 필요는 없다.

그래서 복부 CT를 찍기 전에 일단 초음파를 먼저 찍어보라고 말하고 싶다. 만약에 거기서 이상 소견이 나왔면 복부 CT를 찍어보면 된다. 위대장의 경우에는 내시경을 먼저 해보고 이상 소견이 나왔다면 CT를 찍어보면 된다.

"이것도 모르고 복부 CT를 먼저 찍어버렸네. 어떡하죠?"

그래도 괜찮다. 복부 CT만 찍어봤다면 그다음에는 초음파와 내시경을 해보면 된다. 순서가 바뀔 뿐이다.

앞서 말했듯 조영제 CT에 알레르기가 있는 사람도 있다. 그러면 알레르기를 가라앉히는 약물을 투여해서 경과를 좀 지켜보다가 진행하기도 한다. 그런데 심한 부작용을 겪는 사람도 있어서 호흡 곤란이 오거나 심박수가 크게 떨어지는 사람도 있다.

그리고 조영제는 콩팥을 통해서 여과 및 대사가 되기 때문에 콩팥 기능이 안 좋은 사람은 조영제가 들어간 복부 CT가 독약으로 작용할 수 있으므로 주의해야 한다. 이렇게 심한 조영제 부작용이 있는 사람은 복부 CT를 찍을 수가 없기 때문에 조영제가 안 들어간 복부 CT로 찍거나 초음파를 같이 할 수 있다. 혹은 MRI로 대체해서 찍는 경우도 있다.

MRI는 방사선이 없다는 장점은 있지만 장기별로 따로 찍어야 해서 비용이 어마어마하게 든다. 그에 비해 CT는 한 번 찍으면 많은 장기를 한 번에 평가할 수 있으므로 가성비 좋은 진단 검사라고 할 수 있다.

또 MRI는 촬영 시간이 20분 정도로 길다. 둘 다 똑같이 통안에 사람이 들어가서 찍지만 MRI는 굉장히 시끄러워서 폐소공포증이 있는 사람은 MRI를 못 찍는 경우가 있다.

MRI는 연부 조직이라고 하는 피부와 근육을 보는 데 탁월하다. 그에 비해 CT는 복강 내 장기를 평가하는 데 좋다. 그래서 장기를 쭉 훑어보는 역할로는 CT가 좋다.

40세 이상이면 이 검진 항목은 무조건 챙겨라

40대, 50대는 100세 시대에서 딱 중간으로 정점을 찍는 나이다. 사회적으로 중요한 나이이고 경제 활동도 왕성하게 하는 나이다. 게다가 자녀들도 키우고 있다면 책임감도 많을 때다. 그만큼 막중한 나이기 때문에 건강도 잘 챙겨야 한다.

위암 같은 경우는 40대에서 발병률이 크게 높아진다. 대장암은 50대부터 발병률이 확 올라간다. 그렇기 때문에 40대라면 위내시경을 시작하고 50대라면 대장내시경을 해야 한다. 나는 웬만하면 45세부터 대장내시경을 내 돈 들여서라도 시작하라고 권한다.

위내시경은 어차피 나라에서 40대부터 지원해주니까 그때부터 해도 된다. 입에서부터 항문까지 이어진 내장 기관을 보는 것이 위대장 내시경이고, 그것을 통해 위암과 대장암을 발견할 수 있다.

다음으로 유방암이 제일 많이 걸리는 평균 나이가 50.2세다. 40세부터 확 올라가다가 50세에 정점을 찍고 다시 내려간다. 그래서 40대부터는 초음파를 열심히 받아야 한다.

40대가 되면 기존에 유방에 있는 혹들이 슬슬 돌연변이가 되기 시작한다. 폐경기 전후로 호르몬이 막 요동칠 때도 나쁜 혹이 태어나기도 한다. 따라서 유방 검사는 1년에 한 번 연례행사로 해야 한다.

유방 검사 같은 경우는 엑스레이 촬영과 초음파를 같이 해야 비로소 진정한 검사가 완성된다는 것도 잊지 말자.

50대, 여성은 폐경을 맞기 때문에 골밀도 검사를 추천한다. 골밀도 검사도 간단하게 찍을 수 있다. 골밀도 수치가 낮아진 걸 모르고 살다가 가볍게 넘어져도 뼈가 부러지는 경우가 적지 않다. 따라서 미리 골밀도 검사를 해보고 수치가 낮아져 있다면 필요한 조치를 해야 한다.

복부 초음파도 중요하다. 피부 노화만 오는 게 아니라 우리 몸의 장기도 나이가 든다. 초음파를 해보면 20~30대는 대부분 장기가 예쁘고 때깔이 곱다. 그런데 나이가 들면서 혈관 상태도 안 좋아진 게 보이고, 장기도 힘들어서 축축 처지고 지방도 끼는 경우가 많다.

복부 초음파는 딱 한 번의 검사로 간, 콩팥, 담낭, 췌장, 비장까지 우리 몸 안의 알짜배기 고형 장기를 다 볼 수 있는 검사다. 가격도 보통 10만 원대 초반으로 그리 비싸지 않다. 외식 한 번 안 하는 셈 치고 초음파를 해보자.

그리고 경동맥 초음파는 잘 모르는 사람이 많다. 좀 잔인하지만 '목 찔리면 죽는다'는 말이 사실은 경동맥이 찔리면 죽는다는 소리다.

그만큼 경동맥은 우리 목을 지나가는 굉장히 중요한 혈관인데, 경동맥은 뇌혈관으로 연결된다. 그래서 경동맥에 문제가 있다면 뇌혈관에도 문제가 있다는 뜻이다.

경동맥은 나이가 들수록 안 좋아지기 때문에 40대가 되면 경동맥 초음파는 해보는 게 좋다. 특히 고혈압, 당뇨, 고지혈증이 있는 사람은 경동맥 초음파를 해보면 혈관 상태가 안 좋은 것을 확인할 수 있을 것이다.

경동맥 초음파를 해보면 혈관에 염증이 있거나 혈관이 두꺼워져 있는지를 확인할 수 있다. 그런 게 보이면 뇌혈관 질환이나 고지혈증이 있을 수 있다. 경동맥 초음파는 내 혈관 상태를 평가할 수 있기 때문에 굉장히 좋은 검사다.

이 나이대는 사실 빼먹을 건강 검진 항목이 거의 없다. 그러나 위장 조영술은 별로 추천하지 않는다. 이것은 조영제가 들어간 액체를 꿀꺽 삼켜서 그 액체가 입을 통해 위, 대장을 빠져나갈 때 사진을 찍는 검사다. 뭔가 병변이 있으면 그 액체가 장기에 잘 안 채워지기 때문에 그런 모양을 보고 유추하는 검사다. 이것은 요즘엔 잘 알려지지 않은 검사이기도 한데 쉽게 말해 한물간 검사다. 위내시경이 있기 때문에 굳이 덜 정확한 예전 검사를 할 필요가 없다.

나이를 불문하고 심장 초음파 같은 경우도 그리 추천하지는 않는다. 이것은 큰 수술을 앞두고 있다든지 심장에 선천성 기형이 있었다든지 심장에 갑자기 부정맥이 생겼다든지, 이런 경우가 아니라면 굳이 검사할 필요가 없다.

암에 걸리고 나서야 "내가 조금이라도 빨리 검사를 했으면 쉽게 끝났을 텐데"라고 한탄하는 사람이 많다. 그러나 뒤

늦게 후회해봤자 소용없다. 그러니까 거듭 강조하듯 아프기 전에 검사를 하는 게 좋다. 40대면 아직 청춘인데 그 나이대에 암에 걸리면 안 되지 않겠는가.

Chapter 5

콜레스테롤 수치에
숨겨진 비밀

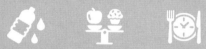

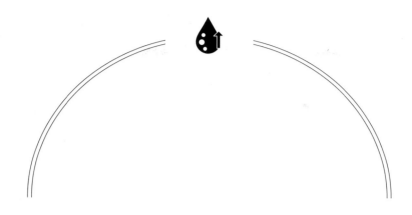

콜레스테롤은 다 나쁘다?

콜레스테롤이라고 하면 "그거 몸에 나쁜 거 아니야? 나 콜레스테롤 수치가 이번에 200이 넘게 나왔어"라며 겁을 먹는 사람이 많다. 그런데 콜레스테롤이라는 것은 거의 70~80퍼센트가 간에서 만들어진다. 이게 필요가 없는데 만들어질까? 그렇지 않다.

콜레스테롤은 인간이 살아가는 데 필요하기 때문에 만들어진 것이고, 우리 세포가 살아가는 데 없으면 안 되는 것이다. 예를 들어 우리가 말할 수 있는 것도 우리 몸 안에 있는 세포들이 살아서 숨쉬기 때문이다. 말하려면 뇌가 살아 있어야 하지 않겠는가. 그런데 마치 전깃줄을 감싸는 피복처럼 뉴런이라고 불리는 신경 세포를 감싸는 것이 콜레스테롤이다. 전기가 잘 통하려면 콜레스테롤이 그 신경들을 다 하나하나 포장하고 있어야 하므로 콜레스테롤은 신경 세포에도 중요한 역할을 한다.

쉽게 말해 달팽이 집처럼 세포를 보호하고 있는 것이 콜레스테롤이다. 그러니 콜레스테롤이 없으면 그 집이 무너져서 흐물흐물해진다. 세포가 무방비 상태가 되기 때문에 약해진다. 이처럼 콜레스테롤은 우리 세포를 구성하는 데 굉장히 중요한 포장 단위라고 할 수 있다.

그뿐 아니라 콜레스테롤이 있어야 비타민D가 만들어진다. 남자든 여자든 성호르몬을 만드는 데도 콜레스테롤이 필요하다. 담즙을 생산하는 데도 콜레스테롤이 필요하다.

그럼 흔히 말하는 나쁜 콜레스테롤은 무엇일까? 콜레스테롤을 좀 구분해서 볼 필요가 있다.

보통 피 검사할 때 흔하게 들어봤을 법한 게 HDL과 LDL이다. 그리고 중성지방(TG)이 있다. 이것들이 우리 몸의 혈관의 상태를 나타내는 수치다. 총콜레스테롤은 이 모든 수치를 복합적으로 나타낸 것이다. 일부 문헌에서는 240까지 괜찮다고 하기도 하지만, 200 정도가 정상이고 너무 떨어지는 것도 안 좋다.

HDL은 '고밀도 지단백 콜레스테롤'이라고 해서 착한 콜레스테롤이다. HDL은 우리 혈관에 쌓여 있는 나쁜 콜레스테롤을 실어서 간에 저장함으로써 혈관을 청소해준다. 그렇다고 해서 HDL이 높을수록 좋은 건 아니다. 남성은 40 이상이 정상이고 여성은 60 이상이 정상이다.

여성은 몸에서 에스트로겐이 나오는데 에스트로겐이 혈관 건강에 도움이 되기 때문에 폐경 전 여성이라면 HDL이 60 이상은 나와야 한다.

HDL이 비정상적으로 올라가도 문제가 있다. 70~80 정도면 괜찮은데 200 가까이 올랐다면 비정상적으로 오른 것이다. 그럴 때는 다른 검사를 또 해봐야 한다.

LDL은 '저밀도 지단백 콜레스테롤'로, 간에서 지방을 꺼내서 세포에 갖다주는 역할을 한다. HDL이 콜레스테롤을 간에 저장했다면 LDL은 이것을 꺼내서 필요한 곳에 분배하는 것이다. 만약 상처가 생겼다면 LDL이 일단 가서 보수 작업을 하는 것이다.

LDL은 콜레스테롤을 쌓이게 하기 때문에 나쁜 콜레스테롤이라고 알려져 있는데, 그건 아니다. LDL 중에서도 A형이 있고 B형이 있는데, A형은 크기가 커서 좀 착한 걸로 알려져 있다. 이에 비해 B형 LDL은 부피가 작고 밀도가 높아서 침투하기가 쉽기 때문에 못된 콜레스테롤이다.

LDL은 130 이하가 적당한 수치다. 사실 우리가 하는 피검사에서는 A형과 B형을 구분해서 나오지 않고 합쳐서 나온다. 그럼 이걸 어떻게 구분할까? 그래서 중성 지방과 같이 봐야 한다. 중성 지방 수치가 높다면 B형 LDL이 많다는 뜻이다. 중성 지방은 150 이하가 정상이다.

또 다른 방법은 중성 지방과 HDL 수치를 가지고 간접적으로 도출하는 것이다. 중성 지방을 HDL로 나눠보는 것이다. 예를 들어 여성인데 중성 지방이 200이 나왔고 HDL이 50이 나왔다면, 200을 50으로 나누면 4가 나온다. 정상 수치는 2~3으로 3을 초과하면 중성 지방이 높고 HDL이 낮다는 뜻이다. 그리고 B형 LDL이 많다는 뜻이다. 그래서 HDL은 높으면 좋고, 중성 지방은 낮을수록 좋다.

나쁜 콜레스테롤이 높아지면 생기는 일

내가 먹는 것에 따라서 중성 지방 수치는 바뀔 수 있다. 기름지고 단것을 좋아한다면 중성 지방은 올라갈 수밖에 없다. 이를 방치하면 어떻게 될까? 일단 첫 번째로 혈관이 안 좋아진다. 그럼 혈관이 도미노처럼 무너진다.

혈관이 좁아지면 혈압이 오르고, 혈압이 오르면 심장에 무리가 간다. 왜냐하면 혈관이 좁아서 피가 원활하게 우리 몸에 전달되지 않기 때문이다. 펌프질을 아무리 세게 해도 혈관이 좁아져서 피가 잘 안 돈다. 그러다가 고혈압이 생기고 결국에는 혈관이 뻥 터지는 것이다. 그게 바로 뇌출혈이다. 또 심근경색이 온다든지 급사할 수도 있다. 갑자기 날씨가 추워지면 뇌경색이나 만성 염증이 생길 수도 있다. 그러면 피가 걸쭉해지고 당 수치가 올라가서 당뇨가 된다. 당뇨가 심해지면 각종 암으로도 이어질 수 있다. 우리 몸의 모든 건 유기적인 관계에 있다는 걸 잊지 말자.

우리 몸의 세포들에 혈액 공급이 안 되면 암을 비롯한 각종 질병과 연관이 될 수밖에 없다. 콜레스테롤이 쌓인다는 건 거의 모든 병의 초석이 된다. 이것이 방치되면 도미노처럼 모든 게 무너지는 것은 순식간이다. 그래서 콜레스테롤 수치를 관리해야 한다.

피 검사를 했을 때 콜레스테롤 수치가 높게 나왔다고 해서 당장 약을 먹어서 낮춰야 하는 건 아니다. 콜레스테롤 수치가 높다는 것 자체는 내 몸에 뭔가 응급 상황이 발생한 것이다. 예를 들어 혈관에 염증이 생겼을 때 콜레스테롤이 달려가 혈관을 고쳐준다.

그래서 콜레스테롤 수치가 올라갔다고 해서 꼭 나쁜 상황이 아닐 수도 있다. 반대로 내 몸이 나빠졌기 때문에 콜레스테롤 수치가 올라간 것일 수 있다. 이 인과관계를 파악해야 한다. 만약 비정상적으로 높은 수치가 나왔다면, 예를 들어 총콜레스테롤이 300 이상이라면 응급 처치로 약을 먹어서 낮추는 게 맞다. 그런데 약을 먹는 것도 중요하지만 수치가 왜 올라갔는지 고민해볼 필요가 있다.

보통은 혈관 상태가 안 좋아졌기 때문에 올라간다. 그래서 콜레스테롤 수치를 정상화시키려면 대표적으로 혈관 상태를 정상화하는 게 필요하다. 대부분 운동을 하고 먹는 걸 조절하면 콜레스테롤 수치가 점점 좋아지는 걸 볼 수 있다. 콜레스테롤 수치라는 것은 인간이 인위적으로 만든 수치인

만큼 내가 어떻게 하느냐에 따라 금방 바뀔 수 있다. 게을러서 안 할 뿐이다.

식습관이 콜레스테롤 수치로 연결된다

제일 쉬운 건 식습관을 바꾸는 것이다. 앞에서도 설명한 트랜스 지방은 콜레스테롤 수치와도 직결된다. 또 주로 동물성 지방인 포화지방이 많은 음식을 먹으면 혈관 안에 LDL이 산화돼서 혈관에 더 잘 축적된다. 그래서 포화지방이나 트랜스 지방이 많이 들어 있는 음식을 먹으면 콜레스테롤 수치가 나빠지는 데 액셀을 밟는 거라고 생각해야 한다.

불포화 지방산이 많이 들어 있는 음식을 먹자. 예를 들어서 오메가3가 풍부한 견과류나 등푸른생선, 올리브 오일 등을 추천한다.

또 하나 중요한 것이 당이다. 당류는 백해무익하다는 것을 여러 번 말했다. 당류는 콜레스테롤 수치와 밀접히 관련된다. 단것을 많이 먹으면 LDL 산화가 가속화되어 혈관을 막는 지름길이다. 당류와 트랜스 지방, 포화지방이 들어간 음식을 경계해야 한다.

그런 음식을 먹고 싶다면 채소류를 같이 2~3배 더 먹으면 그나마 보상 작용이 일어난다. 채소에 든 식이섬유는 몸속에서 확 불어서 포만감도 느끼게 해준다. 하루에 500g 이상의 식이섬유를 먹으면 콜레스테롤 수치에도 굉장히 많이 도움이 된다는 연구가 있다.

콜레스테롤은 안 좋은 것만은 아니며 우리 몸에 필요하기도 하다. 우리 몸에서 필요하니까 적정량이 나오는 것이다. 그래서 콜레스테롤 수치를 과도하게 낮추어도 안 좋다. 콜레스테롤은 양날의 칼과 같아서 잘만 쓰면 좋은 도구가 될 수 있다.

콜레스테롤 수치를 좋게 만들려면 단것과 튀긴 것을 피하라. 줄곧 했던 이야기다. 우리 몸은 유기적으로 연결되어 있어 안 좋은 음식은 온몸에 다 영향을 미친다. 우리 몸의 혈관과 함께 콜레스테롤 수치를 지키는 비법은 바로 내가 먹는 음식에 달려 있다. 몸에 안 좋은 것은 먹더라도 양을 줄이고 몸에 좋은 것을 더 많이 먹으면, 몸에 좋은 콜레스테롤은 지키고 몸에 안 좋은 콜레스테롤은 낮출 수 있을 것이다.

Chapter 6

아프지 않고
오래 살기 위해서

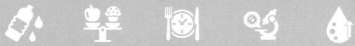

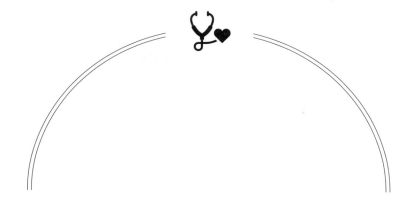

누구나 할 수 있는 암 예방법

"이번에 친구가 암에 걸렸는데 저도 걱정돼서 왔어요."

이렇게 말하면서 검진을 보러 오는 사람이 많다. 내 또래가 암에 걸리기 시작하면 내 나이도 더 이상 안전한 나이가 아니라는 생각을 하는 것 같다.

암에 걸리면 자책하는 사람이 많다. 그런데 그게 내 잘못은 아니다. 우리가 어릴 때부터 듣는 얘기가 있다.

"차 조심해라. 항상 길 건널 때 좌우를 보고 건너라."

누구나 조심하고 교통사고를 안 당하려고 노력한다. 그런데도 운이 나쁘면 나는 잘못하지 않았는데 교통사고를 당하는 경우도 있다. 암도 그렇다. 운이 나쁘면 누구나 암에 걸릴 수 있다. 암이 방어막을 뚫는 경우도 생길 수 있다. 내가 암에 걸릴지 안 걸릴지는 아무도 모르는 것이다.

죄책감을 느끼거나 억울해한다고 해서 변하는 건 없다. 암에 걸리지 않았든 암에 걸렸든 우리가 할 수 있는 최선을 다해야 하지 않을까.

우리 인체는 엄청나게 복잡하고 섬세하다. 몸속 세포 하나하나에서 뭐가 발생하려면 얼마든지 발생할 수 있다. 그래서 국가 검진으로는 발견하기 힘든 질병도 많다. 예를 들어 혈액암은 국가 검진으로는 발견하기 힘들다. 국가 검진은 한정된 시간과 자원으로 많은 사람이 혜택을 볼 수 있는 검진을 채택하기 때문이다.

이걸 '표적 질환'이라고 하는데, 흔한 질병이고 조기 검진이 가능하고 무증상 기간이 있어야 하며 치료가 가능한 질환을 말한다. 이런 표적 질환을 선정해서 건강 검진 항목으로 넣는다. 발생율이 높은 질환을 국가에서 관리해줘야 병에 걸리는 사람을 줄여서 사회적 손실을 줄일 수 있기 때문이다.

그래서 상대적으로 발생율이 높지 않은 병은 국가 검진에 포함되지 않는다. 하지만 발생율이 낮은 병도 내가 걸리면 100 퍼센트가 된다. 그렇다고 모든 검사를 다 할 수도 없으니 최대한 예방하려면 내가 할 수 있는 1차 예방을 먼저 해야 한다.

암의 1차 예방은 올바른 식습관과 생활 습관을 갖는 것이다. 이것은 병을 근본적으로 차단하는 방어막을 내 몸에 형성하는 것과 같다. 이를 통한 암 예방은 나 자신에게 해줄 수 있는 가장 큰 선물이다.

2차 예방은 건강 검진이다. 병원을 자주 다니며 미리 검사하는 것이다. 약간 과장하자면 편의점 가듯이 병원에 자주 다니자. 정기 검진과 조기 발견만이 답이다. 건강 검진은 건강할 때 하는 게 제일 중요하다. 증상이 있을 때 검사하면 이미 병이 진전된 경우가 많기 때문이다.

어떤 병원에 가야 하는지 고민하는 사람이 있다. 팁을 주자면, 건강보험심사평가원 홈페이지에 들어가보자. 홈페이지에 보면 '의료 정보'가 있다. 의료 정보를 클릭하면 '우리 동네 병원 찾기'가 있고, 그것을 클릭하면 거기에 등록된 우리 동네 병원들이 뜬다.

만약 내과 내시경을 받고 싶다면 거기서 '내과'를 클릭하면 된다. 초음파를 받아보고 싶다면, '영상의학과'를 클릭하면 영상의학과 의사가 있는 병원이 뜰 것이다. 이렇게 해당 분야 전문의를 찾아 가면 된다.

이 방법이 아니면 입소문이 났거나 지인이 추천하는 병원을 찾아도 괜찮다. 경험 많은 의사는 입소문이 나기 마련인데, 물론 100퍼센트 검증된 것은 아니니 객관적인 자료는 건강보험심사평가원 홈페이지에 들어가서 찾아보자. 그 외에도 네이버 지도나 카카오 지도 같은 지도 앱에도 병원 카테고리가 있으므로 찾아보고 가는 것도 방법이다.

과도한 걱정은 오히려 해가 된다

이미 암에 걸렸다면 이제는 더 이상의 진행을 막는 3차 예방이 중요하다. 1차, 2차 예방 때보다는 힘들겠지만 현대 의학의 힘을 빌려서 병이 더 진행되는 것은 막아보자.

그런데 과도하게 건강에 대해 염려하는 것도 경계해야 한다. 사실 과도한 염려는 무지에서 오는 것일 수 있다. 내 몸에 대해서 너무 아는 게 없으면 작은 증상에도 '이거 암 아닌가?' 하면서 걱정하고 착각할 수 있기 때문이다. 심지어 정기 검진에서 정상 판정을 받았는데도 걱정이 지나치게 많아서 쇼핑하듯 병원을 돌아다니는 사람도 있다.

그래서 아는 게 힘이다. 평소에 건강 상식을 좀 알아놓으면 몸에 이상이 나타났을 때 너무 걱정하지 않고 알맞은 병원에 찾아가 대처할 수 있을 것이다. 건강에 대한 과도한 집착은 스트레스 호르몬만 발생시킬 뿐이다. 정신 건강에 해로운 건 뭐든 좋지 않다.

암이라는 것 자체가 엄청난 스트레스다. 그래서 암에 걸리면 비관적이 되기 쉽다. 그래서 나는 암이라는 진단을 받은 환자에게 이렇게 말하곤 한다.

"이거보다 더 진행이 안 된 상태에서 발견된 게 얼마나 다행입니까. 사람이 평생 받아야 할 불행은 정해져 있는데 그걸 이번에 다 받은 거라고 생각하세요. 이걸 극복하면 앞으로 불행할 일은 없을 겁니다. 꿋꿋하게 이겨내봅시다."

스트레스는 결국 내 마음 먹기에 달린 것이다. 그래도 치료의 여지가 있다면 그것에 감사하면서 현재 할 수 있는 일에 최선을 다하는 게 정신과 몸 건강에 좋은 일이다.

| 에필로그 |

암을 피할 기회는
내 손에 달려 있다

 통계청 자료에 따르면 2016년에서 2020년까지 최근 5년 간 전체 암의 5년 상대 생존율은 71.5퍼센트다. 즉 10명 중 7명은 5년 이상 생존한다는 말이다. 15년 전인 1993년에서 1995년까지 5년 상대 생존율이 41.2퍼센트였는데 그때와 비교해서 26.1퍼센트가 향상되었다는 뜻이다. 갑상선암은 워낙 생존율이 높으므로 제외한 결과다.

 암 환자의 생존율은 늘어났지만 사실 그만큼 암 환자도 늘어났다. 2019년에는 25만 4,700명이 암으로 진단받았고 2021년 기준 암 환자는 15년 전보다 꾸준히 증가하고 있다. 의학이 발전하면서 암이 늘어나는 이유는 뭘까 생각해보면 바로 떠오르는 것은 늘어난 수명이다. 수명이 늘면 노화 현상은 결국 암으로 귀결될 수밖에 없다. 정상 세포에 상처가 반복적으로 쌓이고 만성 염증에 노출되다 보면 자연스럽게 돌연변이 세포가 발생하고 임계치를 넘어서는 순간 암이라는 지독한 녀석이 태어나는 것이다. 50대에서 약 50퍼센트가, 80대에서 약 90퍼센트가 암에 걸린다고 한다. 83세까지 살면 암에 걸릴 확률이 37.4퍼센트다.

내가 살아 있는 동안에 암이 정복된다면 어떨지 생각해보곤 하는데 상상만 해도 기분이 좋다. 하지만 그런 역사적인 일이 생기기만을 바라기보다는 현실적으로 부지런히 암을 찾는 의사로서의 내 역할을 다하고 싶다.

영상의학과 전문의로 평범한 일상을 보내던 내가 우연한 기회로 시작했던 유튜브가 나비효과가 된 것인지 책까지 쓰게 되었다. 영상의학과 의사라면 우리 인체의 각종 장기에서 생겨날 수 있는 암을 진단하고 찾아내는 게 당연한 소명인데, 운 좋게 여기까지 오게 되었다.

그동안 수많은 환자를 만나 암이 되기 전의 나쁜 양성 종양을 진단하고 제거하거나 암을 진단해주었다. 누군가에게 소중한 사람인 그들이 치료를 잘 받고 다시 와서 검진을 받고 이상이 없음을 같이 확인할 때마다 나는 희열을 느낀다. 또 암이 되기 전에 치료가 가능한 단계에서 발견한 날은 종일 기분이 좋다. 반면에 먹고살기 바빠서 암이 진행된 후에야 검사하러 온 환자를 만난 날은 무척 안타깝다.

사실 암이라는 이름 자체가 무섭다 보니 나도 암에 대해서 참 많이 공부하고 경계하며 살고 있다. 나도 나이가 들다 보니 어느덧 암이라는 무서운 존재가 결코 멀리 있지 않다는 것을 알게 되었다. 내 또래가 암에 걸리기 시작하고 지인들이 암으로 세상을 떠나는 일들을 겪기 시작하면서 더더욱 피부로 와닿게 되었다.

여전히 암은 인류가 극복하지 못한 숙제지만 암을 피할 기회와 가능성은 사실 내 손에 달려 있다. 이 사실을 알면서 그동안 모른 척하고 있었을 뿐이라는 것을 이 책을 통해 깨닫길 바란다.